MEDIKAMENTEN-TIPPS

Informationen für Patienten und Angehörige zu Palliativsymptomen und deren Behandlung

Dr. Saba Al-Khadra, Dr. Dr. Eckhard Eichner

DEUTSCHER
PALLIATIV
VERLAG

Impressum

Herausgeber:
Deutsche PalliativStiftung
Am Bahnhof 2
36037 Fulda
Telefon +49 (0)661 / 4804 9797
Telefax +49 (0)661 / 4804 9798
E-Mail: info@palliativstiftung.de
Web: www.palliativstiftung.de

Augsburger Hospiz- und Palliativversorgung e.V.
Stadtberger Str. 21
86157 Augsburg
Telefon 0821 455 550-0

Verantwortliche Autoren:
Dr. rer. nat. Saba Al-Khadra MSc
Dr. med. Dr. phil. Eckhard Eichner
Redaktion und Texte: Andrea Nagl
Gestaltung: Anneke Gerloff
Druck: Rindt-Druck, Fulda
© 2. Auflage 2016
ISBN 978-3-944530-27-7

Bildnachweise:
Seite 21: Anna Korell
Seite 30: Anne Menz
Seite 37: Barbara Harsch
Seite 42: Berthold Seifert
Seite 52: Christiane von Bredow
Seiten 64, 116: Christine Limmer
Seite 68: Ingo Schaumburg
Seite 72: Elisabeth Birrmann-Dähne
Seite 85: Gabriele Kempf
Seite 93: Barbara Fandré
Seiten 107, 121: Annekathrin Kristel
Seite 125: Elke Leppkes
Seite 137: Claudia Meisel
Seite 144: Hannelore Seifert
Seite 163: Gabriele Weiskopf
Seite 171: Michael Klapper
Seite 179: Peter Steudtner
Seite 185: Monika Vogler
Seite 190: Yvonne Kleinekorte
Seite 198: Johannes Wueller

Haftungsausschluss
Die nachfolgenden Informationen wurden durch die Autoren mit größtmöglicher Sorgfalt erstellt und bewusst so geschrieben, damit diese von Laien verstanden und entsprechend umgesetzt werden können. Daraus ergibt sich zwangsweise, dass die Informationen deutlich vereinfacht und verkürzt werden mussten, ohne diese zu verfälschen.
Selbstverständlich können diese Informationen nicht den Beipackzettel ersetzen, der immer den verordneten Medikamenten beiliegt. Dieser informiert umfassend über das jeweils eingesetzte Präparat und sollte in jedem Falle sorgfältig gelesen werden.
Ebenfalls nicht ersetzen können diese Informationen das Gespräch mit dem behandelnden Arzt. Dieser hat sich Gedanken darüber gemacht, warum er genau dieses Präparat einsetzen möchte und kann dies gut begründen. Die Vielfalt palliativer Behandlungssituationen und individueller Bedürfnislagen bedeutet immer eine individuelle Behandlung, während die vorliegenden Informationen bewusst allgemein gehalten worden sind. Bitte fragen Sie deshalb stets Ihren Arzt, wenn Sie Fragen haben.

Alphabetische Liste der Wirkstoffe

Wirkstoff	Typische Präparatenamen	Symptom	Seite
Amitriptylin	z.B. Saroten®, Amitriptylin®	Depression, Nervenschmerzen	26
Baclofen	z.B. Lioresal®, Baclofen®	Spastik, Nervenschmerzen, Schluckauf	80
Bisacodyl	z.B. Dulcolax®, Laxans®	Verstopfung	175
Buprenorphin	z.B. Temgesic®, Transtec®, Buprenorphin®	Schmerzen	94
Butylscopolamin	z.B. Buscopan®, Butylscopolamin®	Darmverschluss, krampfartige Schmerzen, Rasselatmung, Verschleimung	74
Cannabinoide	z.B. in Dronabinol-Rezepturarzneimitteln, Sativex®	Nervenschmerzen, Nervenschmerzen, Appetitlosigkeit, Spastik, Übelkeit/Erbrechen	98
Carbamazepin	z.B. Tegretal®, Timonil®, Carbamazepin®	Epileptische Anfälle, Juckreiz, Schmerzen	57
Dexamethason	z.B. Fortecortin®, Dexamethason®	Antriebslosigkeit, Appetitanregung, Leberkapselschmerzen, Übelkeit/Erbrechen	159
Diazepam	z.B. Valium®, Diazepam®	Angst, Atemnot, Krampfanfälle, Unruhe	61
Diclofenac	z.B. Voltaren®, Diclofenac®	Schmerzen	103
Dimenhydrinat	z.B. Vomex®, Dimenhydrinat®	Übelkeit/Erbrechen, Schwindel	152
Duloxetin	z.B. Cymbalta®	Angst, Depression, Nervenschmerzen	31
Fentanyl	z.B. Abstral®, Durogesic®, Effentora®, Fentanyl®, Matrifen® Instanyl®, PecFent®	Durchbruchschmerzen, Schmerzen, Atemnot	108

Glycerin	z.B. Glycilax®	Verstopfung	178
Haloperidol	z.B. Haldol®, Haloperidol®	Übelkeit/Erbrechen, Juckreiz, Schluckauf, Verwirrtheit	155
Hydromorphon	z.B. Palladon®, Hydromorphon®	Schmerzen	113
Ibuprofen	z.B. Ibuprofen®	Schmerzen	117
Ketamin	z.B. Ketamin®	Schmerzen	122
Lactulose	z.B. Bifiteral®, Lactulose®	Verstopfung	180
Levetiracetam	z.B. Keppra®, Levetiracetam®	Krampfanfälle, Schmerzen	65
Levomepromazin	z.B. Neurocil®, Levomepromazin®	Übelkeit/Erbrechen, Schluckauf, Unruhe, Schmerzen	164
Levomethadon	z.B. L-Polamidon®, Levomethadon®	Schmerzen, Nervenschmerzen	126
Lorazepam	z.B. Tavor®, Lorazepam®	Angst, Atemnot, Unruhe, Schlafstörungen, Krampfanfälle	34
Macrogol	z.B. Movicol®, Macrogol	Verstopfung	183
Metamizol	z.B. Novalgin®, Metamizol®, Novaminsulfon®	Bauchkrämpfe, Fieber, Schmerzen	129
Methylnaltrexon	Relistor®	Opiatbedingte Verstopfung	186
Metoclopramid	z.B. Paspertin®, MCP®, Metoclopramid®	Übelkeit/Erbrechen, Schluckauf	168
Midazolam	z.B. Dormicum®, Midazolam®	Angst, Atemnot, Unruhe (terminale Unruhe), Krampfanfälle, Schlafstörungen	38
Mirtazapin	z.B. Remergil®, Mirtazapin®	Angst, Depression, Nervenschmerzen, Juckreiz	43
Morphin	z.B. Capros®, Oramorph®, Sevredol®, Morphin®	Schmerzen, Schmerzen, Atemnot, Husten	133
Natriumpicosulfat	z.B. Laxoberal®, Dulcolax® NP, Laxans® Pico	Verstopfung	188

Nifedipin	z.B. Adalat®, Nifedipin®	Schluckauf	83
Nystatin	z.B. Candio-Hermal®, Moronal®, Nystatin®	Pilzinfektion (Soor)	70
Oxycodon	z.B. Targin®, Oxycodon®, Oxygesic®	Schmerzen, Atemnot	138
Paracetamol	z.B. ben-u-ron®, Paracetamol®, Perfalgan®	Schmerzen, Fieber	142
Pregabalin	Lyrica®	Angst, Atemnot, Nervenschmerzen, Krampfanfälle	46
Risperidon	z.B. Risperdal®, Risperidon®	Akute Verwirrtheit/Delir	19
Tramadol	z.B. Tramal®, Tramadol®, Tramundin®	Schmerzen	145
Venlafaxin	z.B. Trevilor®, Venlafaxin®	Depression, Nervenschmerzen	49

Inhaltsverzeichnis

Impressum 2
Haftungsausschluss 2
Alphabetische Liste der Wirkstoffe 3
Grußwort 9
Was ist anders in der Palliativversorgung 11
Das Leiden lindern und leben bis zuletzt 11
Über uns 12
Allgemeines zu Medikamenten in der Palliativversorgung 13
    Wirkstoff: „das, was hilft" 13
    Anwendung: „vielfältige Formen und Wege" 14
    Nutzen: „zu Risiken und Nebenwirkungen …" 14
    Wechselwirkungen: „eins plus eins gibt nicht nur zwei" 15
    Off-Label-Gebrauch: „steht nicht im Beipackzettel" 16
    Kritische Fragen: „bitte nicht aufschieben" 16
    Aufbewahrung und Entsorgung: „aber sicher" 17
Akute Verwirrtheit (Delir/Delirium) 18
    Risperidon 19
Angst 22
Atemnot (Dyspnoe) 23
    Wie entsteht Atemnot 23
Depression 24
    Allgemeines zu den Benzodiazepinen 25
    Amitriptylin 26
    Duloxetin 31
    Lorazepam 34
    Midazolam 38
    Mirtazapin 43
    Pregabalin 46
    Venlafaxin 49
Juckreiz (Pruritus) 53
Kraftlosigkeit und Schwäche (Fatigue) 54
Krampfanfälle (Epileptische Anfälle) 56
    Carbamazepin 57
    Diazepam 61
    Levetiracetam 65

Mundpilz (Soor, Kandidiasis)	69
Nystatin	70
Rasselatmung	73
Pflegetipps bei Rasselatmung	73
Medikamente bei Rasselatmung	73
Butylscopolamin	74
Schlafstörungen	78
Schluckauf (Singultus)	79
Medikamente gegen Schluckauf	79
Tipps gegen Schluckauf	79
Baclofen	80
Nifedipin	83
Schmerzen und Schmerztherapie	86
Allgemeines zu Schmerzen und Schmerztherapie	86
Buprenorphin	94
Cannabinoide	98
Diclofenac	103
Fentanyl	108
Hydromorphon	113
Ibuprofen	117
Ketamin	122
Levomethadon	126
Metamizol	129
Morphin	133
Oxycodon	138
Paracetamol	142
Tramadol	145
Übelkeit und Erbrechen	149
Übersicht zu Medikamenten gegen Übelkeit und Erbrechen	151
Dimenhydrinat	152
Haloperidol	155
Kortison (z.B. Dexamethason)	159
Levomepromazin	164
Metoclopramid	168
Unruhe	172
Verstopfung (Obstipation)	173
Medikamente gegen Verstopfung	173
Bisacodyl	175
Glycerin	178

Lactulose 180
Macrogol 183
Methylnaltrexon 186
Natriumpicosulfat 188

Anhang
I. Rezeptgebühr: Zuzahlung zu Medikamenten und Zuzahlungsbefreiung 191
II. Literaturverzeichnis 194
Die Deutsche PalliativStiftung 196

Grußwort

Zu Risiken und Nebenwirkungen fragen Sie Ihren Arzt oder Apotheker...

Bei schweren und fortschreitenden Erkrankungen kommt es oft zu Fragen und Nöten in Bezug auf die dann verschriebenen Medikamente, deren Risiken und Nebenwirkungen. Solche Fragen sind nicht einfach zu beantworten. Wer kann sich dann wirklich die notwendige Zeit nehmen, hat palliative Sachkenntnis und ist gleichzeitig noch in der Lage, mit leicht verständlichen Worten die richtige Auskunft zu geben? Gerade in der Palliativmedizin gibt es zudem nicht nur ausnahmsweise, sondern in der Regel Anwendungen von Medikamenten, die so in Deutschland überhaupt nicht zugelassen sind. In den palliativmedizinischen Lehrbüchern gibt es viel Erfahrungswissen und Empfehlungen, wie belastende Beschwerden (sogenannte Symptome) behandelt werden sollten. Diese Informationen finden sich so nicht in den offiziellen Fachinformationen der Hersteller für die Ärzte oder dem Beipackzettel für die Patienten, weil Medikamente nur für ganz bestimmte Erkrankungen zugelassen sind...

„Medikamente in der Palliativversorgung sind nicht alles.
Am Lebensende ist aber ohne Medikamente oft alles nichts."

So oder so ähnlich könnte man es grob vereinfacht sagen. Wichtig für eine gute Wirkung der Medikamente ist es, dass diese tatsächlich so angewendet werden, wie der verschreibende Arzt dies beabsichtigt hat. Das ist längst nicht immer so, denn oft entstehen auch schlimme Fehler durch kleine Missverständnisse. Wenn dann noch zusätzlich verschiedene Menschen gefragt werden, der Beipackzettel gelesen und im Internet gegoogelt wird, weiß man dann gar nicht mehr, was am Besten getan werden muss.

Wo soll sich ein Patient, wo sollen sich Angehörige nun informieren? Hier ist den beiden Autoren, Dr. rer. nat. Al-Khadra und Dr. med. Dr. phil. Eichner, mit dem vorliegenden kleinen Buch ein großer Wurf gelungen: Einem Buch, das bisher wirklich gefehlt hat. Es gibt kein vergleichbares Werk auf dem Deutschen Buchmarkt, das so die wichtigsten Medikamente der Palliativmedizin einfach und verständlich darstellt. Wobei die laienverständliche Form sicher auch wertvoll für professionell Tätige sein kann, denn diese können damit den ihnen anvertrauten Patienten eine gute Orientierung bieten.

In den „Medikamententipps" können Sie schnell und einfach etwas nachschlagen oder auch länger lesen und dann verstehen, worauf zu achten ist, warum man welche Medikamente wie nehmen sollte.

Ein kleines Beispiel aus dem Alltag: Ein Palliativarzt hat Morphin gegen Atemnot verschrieben, was in der Palliativmedizin als Standard gilt. Schaut man nun sich rückversichernd in den Beipackzettel des Morphinpräparats, wird man verunsichert: Dort findet sich das genaue Gegenteil: Morphin hat als eine Nebenwirkung „Atemnot"! Was soll ein Betroffener dann tun? Etwa das Medikament gleich wieder absetzen oder gar nicht erst nehmen?!

Nein, bei allen Unsicherheiten sollte man zuerst immer bei seinem Arzt nachfragen. Sicherheit zu erhalten, Gewissheit, dass ein eingeschlagener Weg angemessen ist, ist in der Palliativversorgung das erste Gebot. Hierzu sind die „Medikamententipps" eine wunderbare, sinnvolle Ergänzung der anderen Ratgeber der PalliativStiftung. Die „Medikamententipps" ersetzen kein Lehrbuch für Ärzte oder Pflegekräfte und erst recht keinen Arztbesuch. Zudem gibt es über 100.000 verschiedene Medikamente in Deutschland auf dem Markt.

Im vorliegenden Buch werden nicht die Handelsnamen der Wirkstoffe abgehandelt, sondern die enthaltenen Wirkstoffe. Und es werden im Wesentlichen diejenigen Wirkstoffe vorgestellt, die von der Weltgesundheitsorganisation als die wichtigsten in der Versorgung am Lebensende aufgeführt werden. Neben grundlegenden, allgemeinen Hinweisen zu Wirkungsweise, Einnahme, Entsorgung, dem Umgang mit diesen Wirkstoffen gibt es die wichtigsten Informationen zur Bedeutung der richtigen Anwendung von Medikamenten in der Palliativversorgung allgemein und der verschiedenen Wirkstoffe im Besonderen. Damit hilft dieses kleine Buch dem Leser, durch rasches und einfaches Nachschlagen die meisten noch offenen Fragen zu den Medikamenten zu beantworten, die sich ihm in der Begleitung schwerstkranker Angehöriger oder als Betroffener stellen.

Ich wünsche deshalb diesem Buch den Erfolg, den es verdient.

Ihr

Thomas Sitte

Anstelle eines Vorworts
Was ist anders in der Palliativversorgung

Wenn Menschen sterbenskrank sind, verändert sich vieles. Auch wenn die Hoffnung auf Heilung schwindet, so ist die Hoffnung auf wenig Leid immer da. Besonders, wenn wir uns bewusst werden, dass tatsächlich das letzte Stück des Lebensweges beschritten wird. Das ist schwer. Für Betroffene, aber auch für die Angehörigen.

Mit der Erkenntnis, dass Heilung nicht mehr im Fokus steht, muss sich auch die Therapie ändern. Ärzte, Pflegende und Betreuer konzentrieren sich darauf, dem Patienten möglichst viel Lebensqualität zu geben und quälende Symptome zu lindern. Der Fachbegriff „palliativ" trägt das in sich: Er kommt vom lateinischen Wort „pallium" – der Mantel. Palliative Versorgung gibt Schutz und lindert Schmerzen und Leid. Sie ist immer bezogen auf den ganzen Menschen: auf seine Krankheit und seinen Körper, auf seine Seele, seinen Glauben und sein soziales Umfeld.

Das Leiden lindern und leben bis zuletzt

Unter diesen Vorzeichen behandeln wir in diesem Büchlein die Therapie mit lindernden Medikamenten. Sie spielen oft eine Schlüsselrolle, denn sie können viele Beschwerden bessern oder auch beseitigen und geben dadurch mehr Lebensqualität, indem sie dem Leiden seinen Schrecken nehmen und Leben erlauben – bis zuletzt. Wir wollen auch Hoffnung spenden. Denn wir wissen, dass nahezu jedes Symptom gelindert werden kann.

Verständlicherweise sind Medikamente aber manchmal auch mit Ängsten verbunden, insbesondere, wenn es sich um stark wirksame Mittel handelt.

Diese Ängste möchten wir nehmen, wo sie unbegründet sind. Wir informieren Sie nach bestem Wissen und Gewissen über Medikamente, die in der Palliativversorgung erfahrungsgemäß wichtig sind. Wir möchten auch zu heiklen Fragen wie Sucht und Nebenwirkungen Klarheit schaffen. Dabei ist uns bewusst, dass das große Gebiet der Medikamente nicht in einem kleinen Büchlein Platz hat. Hilfe für die Auswahl der Informationen waren uns immer wieder die Fragen: Was interessiert den Patienten und seine Angehörigen? Was muss er wissen, um eigenverantwortlich mit der Therapie umzugehen?

Dabei haben wir alles möglichst allgemeinverständlich formuliert, also bewusst eine einfache Sprache gewählt. Die dadurch entstandenen Vereinfachungen könnten von fachlich vorgebildeten Lesern als „unkorrekt" interpretiert werden. Dieses Risiko gehen wir bewusst ein und bitten um Nachsicht und das rechte Augenmaß der Experten.

Es gibt noch einen weiteren Grund für die Einfachheit unserer Informationen: Medikamente enthalten grob zweierlei Inhaltsstoffe: Wirkstoffe, die für den Effekt verantwortlich sind und Hilfsstoffe, die den Wirkstoff „einhüllen" und dafür sorgen, dass er richtig im oder am Körper wirken kann. Wirkstoffe werden immer für bestimmte Anwendungsgebiete, z.B. Schmerzen oder Depression, geprüft und dann als Medikament zugelassen. Ein und derselbe Wirkstoff kann also in unterschiedlichen Medikamenten enthalten sein. Damit unterscheiden sich auch die Informationen im Beipackzettel, trotz gleichem Wirkstoff. Wir beschreiben kompakt den Wirkstoff, wie er in allen Medikamenten vorkommt. Schon deshalb können und sollen unsere Wirkstoffbeschreibungen keinen Beipackzettel eines Medikaments ersetzen. Nur dort finden Sie die fachsprachlich korrekten und vollständigen Informationen zu dem Medikament, das Ihr Arzt Ihnen verordnet hat.

Aus Gründen der Vereinfachung und für einen besseren Lesefluss des Büchleins haben wir bewusst bei den Bezeichnungen unabhängig vom Geschlecht die männliche Form gewählt, z.B. sprechen wir mit „Patient" sowohl die Patientin als auch den Patienten an. Sie sehen, das würde umständlich sein. Zudem möchten wir stets auch die Angehörigen oder Betreuungspersonen mit ansprechen. Denn sie sind die Stützen einer jeden Therapie und tragen maßgeblich zum Erfolg einer Behandlung und zur Förderung der Lebensqualität bei.

Über uns

Ermöglicht wurde dieses Büchlein durch die Deutsche PalliativStiftung.

Dr. Saba Al-Khadra ist Apothekerin und Epidemiologin und seit Jahren mit Fragen rund um den Medikamenteneinsatz in der Palliativversorgung beschäftigt.

Dr. Dr. Eckhard Eichner ist leitender Arzt des Augsburger Palliativteams, also unmittelbar praktisch tätig in der Versorgung schwerkranker und sterbender Menschen. Er ist Mitbegründer der Deutschen PalliativStiftung.

Thomas Sitte, Vorstandsvorsitzender der Deutschen PalliativStiftung, hat sein langjähriges Wissen und seinen Sachverstand in die Korrektur der Texte eingebracht.

Andrea Nagl, freie Journalistin und seit vielen Jahren in der Aufbereitung von Informationen für Patienten tätig, hat die Texte auf ihre laienverständliche Sprache hin überarbeitet.

Die PalliativStiftung möchte die hospizliche und palliative Versorgung von hilfebedürftigen Menschen in Deutschland verbessern und helfen, dass sie die richtigen Medikamente zur richtigen Zeit erhalten. Dieses Büchlein soll einen Beitrag dazu leisten, weil Wissen die Grundlage jeder guten Betreuung ist.

Dr. Saba Al-Khadra, MSc　　　　　　Dr. Dr. Eckhard Eichner

Allgemeines zu Medikamenten in der Palliativversorgung

„Medikament" und „Arzneimittel" sind gleichbedeutende Begriffe. Unterschieden wird aber zwischen Fertigarzneimitteln und Rezepturarzneimitteln. Fertigarzneimittel werden von Pharmafirmen hergestellt und Sie als Patienten kaufen diese Medikamente dann fix und fertig in der Apotheke. Die sogenannten Rezepturen mischt der Apotheker frisch nach Verschreibung des Arztes individuell für den Patienten.

Wirkstoff: „das, was hilft"
Der „Wirkstoff" ist der wichtigste Inhaltsstoff in einem Medikament. Medikamente können verschiedene Namen haben, auch wenn sie den denselben Wirkstoff enthalten, weil sie von verschiedenen Pharmafirmen hergestellt werden. Dem Medikamentennamen, also der Bezeichnung des Arzneimittels, folgt das eingetragene Warenzeichen ®. Manchmal klingen die Medikamentennamen ähnlich wie der Wirkstoff, z.B. enthält Haldol® den Wirkstoff Haloperidol. Der Wirkstoff steht auf der Medikamentenverpackung, oftmals klein unter dem Namen des Medikaments. Meist wird dem Wirkstoffnamen das Wort Wirkstoff mit Doppelpunkt vorangestellt. In jedem Fall finden Sie den Wirkstoff auf dem Beipackzettel ausgewiesen. Manchmal ist das ein komplizierter Name, zusammengesetzt aus dem eigentlichen Wirkstoffnamen und einem Anhängsel, wie -hydrochlorid, -sulfat oder -maleat, z.B. lesen Sie anstelle von Morphin den Name Morphin-Hydrochlorid oder Morphin-Sulfat. Das liegt daran, dass Wirkstoffe oftmals in Form eines „Salzes" vorliegen müssen, um optimal vom Körper aufgenommen zu werden, insbesondere bei Medikamenten zum Schlucken oder zum Spritzen in die Vene.

Die „Hilfsstoffe" in Medikamenten bestimmen, wie, wann und wie lange der Wirkstoff im Körper wirkt. Sie bilden das Transportsystem für den Wirkstoff. Entweder beeinflussen sie „nur" die äußere Form des Medikaments, z.B. ob der Wirkstoff als Tablette, Gel oder Saft angeboten wird. Tropfen enthalten z.B. Wasser oder Alkohol, eine Salbe enthält Wachs oder Öl, Tabletten haben einen Überzug, damit sie besser geschluckt werden können. Hilfsstoffe können aber auch bestimmen, wie schnell der Wirkstoff vom Zeitpunkt der Anwendung an (auftragen auf die Haut oder Einnahme) ins Blut gelangt oder ob sich das Medikament im Magen oder erst im Darm auflöst.

Anwendung: „vielfältige Formen und Wege"
Wirkstoffe können auf vielerlei Wegen in den Körper gelangen. Hier eine Liste der häufigsten Anwendungsformen und Verabreichungswege:
- *oral, peroral* – durch den Mund. Schlucken, z.B. von Tropfen, Tabletten oder Kapseln (abgekürzt: p.o.).
- *sublingual* – unter der Zunge. Das Medikament wird nicht geschluckt, sondern löst sich im Mund auf und wird über die Mundschleimhaut aufgenommen (s.l.).
- *buccal* – platziert in die Wangeninnenseite. Auch hier erfolgt die Aufnahme über die Schleimhaut.
- *nasal, transmukosal* – über die Nase. Aufnahme über die Nasenschleimhaut, z.B. Sprays oder Tropfen.
- *anal, rektal* – in den After („Popo"), z.B. Zäpfchen.
- *transdermal* – durch die Haut, z.B. Wirkstoffpflaster (t.d.)
- *subkutan* – unter die Haut in das Unterhautfettgewebe, z.B. mit einer Spritze (s.c.).
- *intravenös* – in die Vene, z.B. Spritze oder Tropf (i.v.).
- *intramuskulär* – in den Muskel, z.B. Spritze (i.m.).
- *intrathekal* – in den Flüssigkeitsraum des Rückenmarkskanals.
- *epidural* – in die äußere Hülle des Rückenmarkskanals.
- *parenteral* – unter Umgehung des Magen-Darm-Trakts. Das umfasst alle Anwendungen, bis auf das Schlucken von Medikamenten.
- *vaginal* – in die Scheide.

Lassen Sie sich nicht von der Vielfalt verwirren. Die verschiedenen Anwendungsformen sind wichtig, weil Wirkstoffe so an verschiedene Stellen im Körper gelangen können und/oder verschieden schnell wirken. Manchmal sind Alternativen auch nötig, weil ein Weg nicht mehr möglich ist, z.B. weil der Patient nicht mehr schlucken kann, häufig erbricht oder unüberwindliche Angst vor Spritzen hat.

In jedem Fall sollten Sie ein Medikament genau so anwenden, wie der Arzt es empfiehlt. Tabletten dürfen z.B. nur geteilt oder zerkleinert werden, wenn dies ausdrücklich erlaubt ist. Lutschtabletten dürfen nicht zerkaut, Wirkstoffpflaster nicht zerschnitten werden. Wenn Sie das nicht beachten, kann es sein, dass die Medikamente ganz anders wirken als sie sollten.

Nutzen: „zu Risiken und Nebenwirkungen..."
Medikamente werden verschrieben, damit sie ein bestimmtes Ziel erreichen: Sie sollen wirken! Um das zu erreichen, müssen sie etwas verändern im Körper. Und jede Veränderung kann auch Risiken bergen.

Grundsätzlich muss ein Medikament in Deutschland zugelassen sein. „Zulassung" bedeutet, dass das Bundesinstitut für Arzneimittel und Medizinprodukte (BfArM) in einem intensiven Verfahren geprüft hat, ob ein Medikament wirklich die vorgegebene Qualität, Wirksamkeit und Unbedenklichkeit nachweisen kann.

Doch trotz Zulassung: Nahezu alle Medikamente haben Nebenwirkungen. Manche Nebenwirkungen sind häufiger, manche sehr selten. Dazu kommt, dass das Risiko, Nebenwirkungen zu erleiden, auch von Mensch zu Mensch verschieden hoch ist. Darauf achtet der Arzt bereits bei der Verschreibung – und Sie sollen ebenfalls auf Veränderungen achten, wenn Sie ein neues Medikament einnehmen. Zögern Sie nicht, den Arzt sofort zu informieren, wenn etwas auftritt. Ihre Lebenszeit ist zu wertvoll, als dass Sie sie mit Leiden zubringen müssten.

Manche Nebenwirkungen treten fast immer auf, z.b. Verstopfung bei der Einnahme bestimmter Schmerzmittel. In solchen Fällen kann der Arzt mit dem Schmerzmittel vorbeugend gleich ein mildes Abführmittel mit verordnen.

Manche Nebenwirkungen kann man in der Palliativphase vernachlässigen: Ob z.B. ein Medikament „später einmal" Osteoporose verursacht, fällt nicht mehr ins Gewicht, wenn die Lebenszeit begrenzt ist. In der Palliativphase können Ärzte deshalb auch manches sehr starke, sehr wirksame Medikament verordnen, auf das sie bei einem Patienten, der geheilt werden könnte, aufgrund der längerfristigen Nebenwirkungen verzichten müssen.

Manche Nebenwirkungen sind sogar erwünscht. Wenn die Nebenwirkung „Schläfrigkeit" ist und Sie Schlafprobleme haben, kann es sein, dass z.B. Ihr Schmerzmittel nicht nur den Schmerz lindert, sondern Sie auch gut schlafen lässt.

Und manchmal nutzt Ihr Arzt in der Palliativphase bewusst die „Nebenwirkung" eines Medikaments, um Ihnen zu helfen – beispielsweise beim Schluckauf, bei dem Medikamente eingesetzt werden müssen, die hierfür gar nicht zugelassen worden sind *(Off-Label-Gebrauch, siehe Seite 16)*.

Wechselwirkungen: „eins plus eins gibt nicht nur zwei"

Medikamente sind wirksame Stoffe, die mit anderen Stoffen auch in Wechselwirkung treten können. Das bekannteste Beispiel ist Alkohol, der die Wirksamkeit vieler Medikamente beeinflusst, schmälert oder verstärkt. Weniger bekannt ist, dass z.B. auch Milch und Grapefruitsaft Medikamente beeinflussen können.

Typisch für die Palliativphase ist, dass oft mehrere Medikamente eingenommen werden, die sich auch gegenseitig beeinflussen können. Informieren Sie den verschreibenden Arzt über alle Medikamente, die Sie anwenden, auch über solche, die Sie seit vielen Jahren einnehmen. Je genauer der Arzt von Ihnen informiert wird, desto besser kann er die Medikamente aufeinander abstimmen. Palliativmediziner sind darauf spezialisiert und erfahren darin, verschiedene Medikamente gegen verschiedene Beschwerden aufeinander abzustimmen, mögliche unerwünschte Wirkungen zu verhindern und ein bestmögliches Zusammenwirken zu „verordnen". Hierzu gehört auch, manche Medikamente wegzulassen, die lange Zeit eingenommen worden sind, um Wechselwirkungen zu vermindern.

Off-Label-Gebrauch: „steht nicht im Beipackzettel"

„Off label" (gesprochen: offläjbl) ist ein recht häufiger Begriff in der palliativen Medikamententherapie. Er bedeutet, dass das Medikament für Beschwerden eingesetzt wird, für die der Wirkstoff KEINE Zulassung *(siehe Seite 15)* hat. Das bedeutet natürlich auch, dass Sie Ihre Beschwerden, gegen die Sie das Medikament verschrieben bekommen haben, nicht auf dem Beipackzettel finden. Die Off-Label-Anwendung basiert auf der guten Erfahrung, die viele Palliativmediziner mit dem jeweiligen Medikament in einer bestimmten Situation gemacht haben.

Der Off-Label-Gebrauch hat zwei Hintergründe. Der eine sind die Kosten: Jedes Medikament in Deutschland braucht eine Zulassung (siehe oben). Das Zulassungsverfahren dauert Jahre, ist aufwendig und teuer. Und eine Zulassung für mehrere Anwendungsgebiete, z.B. für Schmerzen UND Depression, ist noch teurer. Dieser Aufwand wird zum Teil von den Herstellern gescheut.
Der zweite Grund ist, dass die Teilnahme an Medikamentenstudien in der letzten Lebensphase aus ethischen Gründen sehr kritisch zu sehen ist. Wer möchte einen Patienten und/oder seine Angehörigen in dieser existenziellen Situation noch mit Fragebögen, Studienformalitäten und Erklärungen belasten?

Tabelle 1: Gründe für den Off-Label-Gebrauch

Dennoch können Sie darauf vertrauen, dass Off-Label-Anwendungen gut wirken. Ein Arzt, der Ihnen ein Medikament off-label verschreibt, ist sehr erfahren auf seinem Gebiet. Diese vielleicht unübliche Anwendung ist dann in Ihrer Situation die bestmögliche und wirksame Therapie. Aber wenn Sie unsicher sind: Zögern Sie nicht, Ihren Arzt nach den Gründen zu fragen.

Kritische Fragen: „bitte nicht aufschieben"

Apropos Fragen: haben Sie keine Scheu vor Fragen! Nur wer fragt, versteht die Behandlung und kann verantwortungsvoll damit umgehen. Bei Unklarheiten oder Fragen sollten sich Patienten und Angehörige an ihren Hausarzt, den behandelnden Arzt oder die Hausapotheke wenden. Auch dieses Büchlein kann die Basis für ein Gespräch sein.

Suchtgefahr bei Medikamenten
Weit verbreitet ist die Angst vor möglicher Medikamentensucht, besonders, wenn es um „Morphium" *(Seite 133)* geht. Grundsätzlich gilt: Wenn Sie Medikamente nach den Vorgaben des Arztes einnehmen, werden Sie nicht süchtig. Zwar gewöhnt sich Ihr Körper unter Umständen an das Medikament. Das merken Sie, wenn z.B. bei Schmerzmitteln die Dosis erhöht werden muss, um die gleiche Schmerzlinderung hervorzurufen. Aber genauso kann die Dosis wieder gesenkt und der Körper entwöhnt werden.

„Süchtig" ist ein Mensch nur, wenn ein körperliches UND seelisches Verlangen nach einem Stoff besteht. Wenn Sie Medikamente nach Vorgabe einnehmen, entsteht keine seelische Abhängigkeit, also auch keine Sucht.

Wenn Sie trotzdem Angst haben, dass Sie von einem Medikament abhängig werden, dann sprechen Sie dies offen bei Ihrem Arzt an.

Zu viel, zu wenig, vergessen?
Viele Palliativpatienten nehmen mehrere Medikamente ein, zu verschiedenen Zeiten, in verschiedenen Mengen. Da ist es schwer, den Überblick zu behalten. Es ist jedoch unbedingt wichtig, sich möglichst genau an die ärztlichen Vorgaben zu halten.

Wenn Sie ein Medikament vergessen haben, das falsche oder zu viel eingenommen haben, fragen Sie gleich beim Arzt nach. Er kennt die Anzeichen, auf die dann zu achten ist. Wenn solche Anzeichen eintreten, benachrichtigen Sie den Arzt sofort wieder, damit er Gegenmaßnahmen einleiten kann, z.B. ein Gegenmittel spritzt.

Keinesfalls sollte ein Medikament ohne Absprache mit dem Arzt anders dosiert oder gar plötzlich ganz abgesetzt werden. Plötzliches Absetzen kann nicht nur dazu führen, dass die Symptome wiederkommen, sondern dass sogar zusätzliche Beschwerden auftreten.

Aufbewahrung und Entsorgung: „aber sicher"
Grundsätzlich sind alle Medikamente so aufzubewahren, dass Kinder sie nicht erreichen können. Gebrauchte Behältnisse wie Fläschchen oder Tuben gehören direkt in den Mülleimer. Gebrauchte Wirkstoffpflaster und Verbandsgaze enthalten immer noch Reste des jeweiligen Wirkstoffs und müssen ebenso kindersicher entsorgt werden. Pflaster sollen mit den Klebeflächen aneinandergeklebt werden. Mülltüten mit entsprechenden Resten am besten direkt in die Hausmülltonne oder den Müllcontainer geben.

Akute Verwirrtheit (Delir/Delirium)

Bei einem Delirium können verschiedene Symptome innerhalb kürzester Zeit auftreten:
- verminderte Aktivität mit gestörter Aufmerksamkeit und Konzentrationsfähigkeit,
- verstärkte Aktivität mit Aggression,
- Verwirrtheit,
- emotionale Unsicherheit,
- Störungen des Schlaf-Wach-Rhythmus,
- aber auch Wahnvorstellungen.

Tritt verstärkt aggressives Verhalten und Unruhe auf, kann das im schlimmsten Fall zu Selbst- oder Fremdgefährdung führen. Wenn Medikamente (wie solche gegen Alzheimer) nicht mehr helfen oder andere Maßnahmen wie Entspannungs-, Ergo- oder Physiotherapie nicht greifen, kann behelfsweise und kurzfristig ein Medikament gegen Delirium angewandt werden, das Unruhe und Aggression mildert. Das kann dem Patienten über die kritische Situation hinweghelfen.

Häufig sind hohes Alter und Krankheit (fortgeschrittene Krebserkrankung, AIDS im Endstadium), Organversagen oder Todesnähe die Ursachen für ein Delirium. Aber grundsätzlich sollte auch geprüft werden, ob die eingenommenen Medikamente die Botenstoffe im Gehirn durcheinander bringen: Sie können bei längerem Gebrauch ein medikamentös bedingtes Delirium auslösen, z.B. Butylscopolamin *(Seite 74),* Antidepressiva wie Amitriptylin *(Seite 26),* Levomepromazin *(Seite 164)* oder Carbamazepin *(Seite 57),* Medikamente zur Behandlung von Parkinson oder Schmerzmittel wie Morphin *(Seite 133).* Fachleute sprechen dann von „anticholinergen" (Neben-)Wirkungen, weil diese Medikamente den Botenstoff Acetylcholin hemmen.

Flüssigkeitsmangel kann ebenfalls ein Delirium auslösen und sollte möglichst behoben werden: durch ausreichendes Trinken, Gabe von Flüssigkeit über eine Ernährungssonde oder intravenöse Flüssigkeitszufuhr über einen Tropf. Gerade bei Alzheimer kann Durst ein Grund für Unruhe sein. Viele Patienten sind aber nicht mehr imstande, das zu vermitteln, und werden daher rastlos.

Bei nicht-medikamentös bedingtem Delirium können vor allem Zuwendung und unaufgeregte Aufmerksamkeit dem Patienten Ruhe geben, sodass die Symptome auch ohne Medikamente abgeschwächt werden können.

Folgende Medikamente in diesem Ratgeber können bei Delirium helfen: Haloperidol *(Seite 155),* Levomepromazin *(Seite 164),* Lorazepam *(Seite 34),* Midazolam *(Seite 38)* und Risperidon *(Seite 19).*

Risperidon

Risperidon ist ein sogenanntes Antipsychotikum, also ein Mittel gegen Psychosen. In der Palliativversorgung nutzen Ärzte Risperidon gegen Bewusstseinsstörungen, z.B. Verwirrtheit oder Aggressionen.

Risperidon lindert Verwirrtheit

Risperidon hilft bei Verwirrtheit *(Delirium, Seite 18)* und lindert aggressives Verhalten bei Patienten, die an Alzheimer-Demenz erkrankt sind. Es muss allerdings ausgeschlossen werden, dass der Patient vorher einen Schlaganfall hatte oder das Risiko dazu besteht.

Risperidon beeinflusst die Botenstoffe im Körper: Es blockiert hauptsächlich die Wirkung von Serotonin, daneben auch von Dopamin an bestimmten Stellen im Gehirn. Das erzeugt dann den positiven Effekt auf das Bewusstsein.

Der Einsatz bei Verwirrtheit ist ein Off-Label-Gebrauch *(Seite 16)*.

Wie Sie Risperidon anwenden können

Filmtabletten, Schmelztabletten, Lösung zum Einnehmen (oral)
Risperidon wird von Palliativpatienten oral eingenommen, sie müssen also schlucken können. Bei leichten Schluckbeschwerden eignen sich die Lösung zum Einnehmen oder Schmelztabletten zum Auflösen im Mund. Die Dosis beträgt 0,25–0,5 mg einmal täglich. Eine Steigerung ist möglich auf 1- bis 2-mal 0,25-1 mg.

Spritze in den Muskel (intramuskulär)
Bei Palliativpatienten kaum angewendet wird die Suspension, die in den Muskel (Schulter oder Gesäß) gespritzt wird und eine Langzeitwirkung von 2 Wochen hat.

Kritische Fragen zu Risperidon

Was tun bei zu hoher Dosierung?
Bei Überdosierung steigt das Risiko von Nebenwirkungen: Müdigkeit, Benommenheit, niedriger Blutdruck mit starkem Herzklopfen und anderen Herzproblemen. Angehörige sollten den behandelnden Arzt sofort benachrichtigen. Die Atmung des Patienten wird überwacht, die Symptome gehen nach Absetzen des Medikaments zurück.

Was tun, wenn eine Dosis ausgelassen wurde?
Eine versehentlich ausgelassene Dosis kann nachträglich eingenommen werden – aber nicht, wenn bereits Zeit für die nächste Einnahme ist. Eine doppelte Dosis ist zu vermeiden.

Autofahren während der Behandlung?
Risperidon kann die Konzentrationsfähigkeit herabsetzen und müde machen. Während der Einnahme von Risperidon ist vom Autofahren oder Bedienen von Maschinen abzuraten.

Welche Nebenwirkungen sind bei Risperidon häufig?

Nebenwirkungen	Was hilft dagegen?
Schwindel beim Aufrichten aus dem Sitzen oder Liegen ➝ am Anfang der Therapie	Schnelles Aufstehen oder Sich-Aufrichten ist zu vermeiden.
Müdigkeit und Schlaflosigkeit	Schnelles Aufstehen oder Sich-Aufrichten ist zu vermeiden.
Bakterielle Infektionen können leichter eintreten, z.B. Harnwegsinfektion	Zuerst sollte die Infektion behandelt werden. Eventuell wird der behandelnde Arzt auf ein anderes Medikament umstellen
Bauchschmerzen, Husten, Herzrasen, Sehstörungen, Übelkeit, Erbrechen	Eventuell wird der behandelnde Arzt die Dosis verringern. Wenn die Symptome belasten und nicht zurückgehen, wird der behandelnde Arzt auf ein individuell besser verträgliches Medikament umsteigen.

Was kann bei gleichzeitiger Anwendung anderer Medikamente passieren?
Informieren Sie Ihren Arzt über alle Medikamente, die Sie nehmen. Die Packungsbeilage beschreibt mögliche Wechselwirkungen ausführlich.

Vorsicht bei gleichzeitiger Anwendung von Risperidon mit anderen müde machenden Medikamenten, z.B. Schlafmittel, Benzodiazepine *(Seite 25)*, Opioide *(Seite 90)*, Antidepressiva und Mittel gegen Muskelverspannung.

Carbamazepin *(Seite 57)*, Phenytoin oder Phenobarbital können die Wirkung von Risperidon vermindern.

Die Wirkung von Risperidon kann verstärkt werden durch: Verapamil, Medikamente gegen Bluthochdruck (Blutdruck sinkt stärker), Ranitidin und Antidepressiva wie Fluoxetin oder Paroxetin.

Rifampicin verändert die Wirkung von Risperidon und sollte nicht gleichzeitig angewendet werden.

Risperidon und Furosemid (Mittel zum Ausschwemmen von angestauter Gewebeflüssigkeit) sollen bei älteren Patienten mit Demenz nicht gleichzeitig angewendet werden.

Vorsicht bei gleichzeitiger Anwendung von Medikamenten, die ebenso die Herztätigkeit beeinflussen können. Das sind z.B. bestimmte Antidepressiva wie Amitriptylin *(Seite 26)*, Haloperidol *(Seite 155)* und Levomepromazin *(Seite 164)*, bestimmte Antibiotika und Mittel gegen Pilzerkrankungen. Wenn Herzrhythmusstörungen auftreten, ist der Arzt zu informieren.

Alkohol ist zu meiden
Zur Sicherheit sollte während der Behandlung mit Risperidon kein Alkohol getrunken werden, da sowohl Alkohol als auch Risperidon das Nervensystem beeinflussen.

Wenn Risperidon nicht hilft
Bei Verwirrtheit können statt Risperidon Levomepromazin *(Seite 164)* oder Haloperidol *(Seite 155)* helfen. Haloperidol hat zwar ein höheres Risiko für die Entwicklung von Bewegungsstörungen, dafür weniger „anticholinerge" Nebenwirkungen *(Seite 18)*. Tatsächlich geben viele Ärzte Haloperidol den Vorzug, da Risperidon in seltenen Fällen auch ein Delirium auslösen kann. Hier muss tatsächlich ausprobiert werden, welches Medikament individuell am hilfreichsten und verträglichsten ist.

Wenn Angst im Vordergrund steht, können Lorazepam *(Seite 34)* oder Midazolam *(Seite 38)* helfen.

Bei Unruhe und Schlafstörungen kann Mirtazapin *(Seite 43)* helfen.

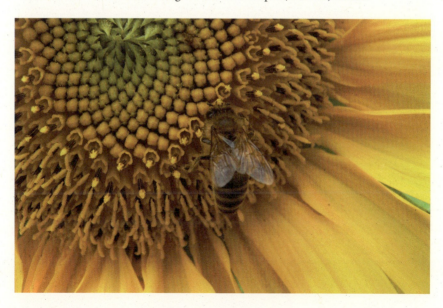

Angst

Angst am Lebensende, Angst vor dem Sterben ist normal. Nehmen Sie Ihre Ängste ernst und fassen Sie den Mut, Ängste auszusprechen. Auch wenn wir alle nicht wissen, was am Lebensende auf uns zukommt und wie wir diesen Weg gehen: Das Teilen von Sorgen und Ängsten hilft sie zu ertragen.

Ungelöste Konflikte oder alte Schuld, die ein Sterbender mit sich trägt, können ihn schwer belasten. Hier kann ein Gespräch mit unbeteiligten Dritten helfen, z.B. mit Hospizhelfern oder einem Seelsorger.

Bei der Angst vor Einsamkeit oder dem allein gelassen werden hilft oft einfach „nur" da zu sein. Auch hier finden Betroffene und Angehörige Hilfe bei Hospizdiensten. Auch beruhigende pflegende Maßnahmen *(siehe Schlafstörungen Seite 78)* können Angst lindern.

Viele Menschen haben Angst vor Schmerzen und Leiden. Sind Sie betroffen, dann sprechen Sie darüber – Sie müssen nicht leiden! Ärzte können heute sehr vieles sehr viel besser therapieren als früher. Gegen viele Symptome, z.B. Atemnot oder plötzliche Schmerzen, können Medikamente verschrieben werden, die dann bei Bedarf schnell helfen.

Gegen starke Ängste gibt es auch Medikamente, sogenannte Angstlöser. Sie können bei Bedarf eingenommen werden, z.B. Lorazepam *(Seite 34)*, Midazolam *(Seite 38)* oder Pregabalin *(Seite 46)*. Diazepam *(Seite 61)* und Levomepromazin *(Seite 164)* helfen, wenn Angst und Unruhe zusammenkommen. Auch das Zusatz-Schmerzmittel und Antidepressivum Mirtazapin *(Seite 43)* kann bei Angst helfen.

Atemnot (Dyspnoe)

Atemnot gehört für die meisten Menschen zu den quälenden und bedrohlichen Symptomen. Meist sind chronische Atemwegserkrankungen, Herzschwäche oder Nierenfunktionsstörungen die Ursachen. Bei Krebs können Verengungen der Atemwege auftreten, bei Muskel- und Nervenkrankheiten eine Atemlähmung. Besonders am Lebensende kann es durch eine Überwässerung, durch Verschlucken oder durch Rückfluss von Sondenkost zu Atemnot kommen.

Beklemmungsgefühle, gesteigerter Atemantrieb und Erstickungsgefühl können aber auch sehr gut behandelt werden.

Wie entsteht Atemnot
Atmen verbinden wir vor allem mit der Sauerstoffaufnahme, tatsächlich spielt jedoch das Kohlendioxid eine viel wichtigere Rolle. Kohlendioxid ist die Form, in der verbrauchter Sauerstoff wieder ausgeatmet werden muss. Palliativpatienten mit Atemnot haben oft keinen Sauerstoffmangel, sondern einen Kohlendioxid-Überschuss.

Das Atemzentrum im verlängerten Rückenmark misst laufend den Sauerstoff- und Kohlendioxidgehalt im Blut. Sinkt der Sauerstoffgehalt, wird die Atemtätigkeit automatisch gesteigert – und der Sauerstoff ist wieder im grünen Bereich. Sauerstoffmangel macht keine Atemnot.

Aber: Wer nur langsam und erschwert atmen kann, z.B. bei Herzschwäche oder Lungenerkrankung, kann das Kohlendioxid nicht mehr ausreichend ausatmen. Auf zu viel Kohlendioxid reagiert der Körper dann sehr empfindlich (viel empfindlicher als auf Sauerstoffmangel) und meldet sich mit Atemnot, die zwangsläufig als (lebens-)bedrohlich empfunden wird. Angst und Panik führen dann zu immer schnellerem und damit flacherem Luftholen, aber nicht zu dem tiefen Ein- und Ausatmen, das eigentlich notwendig wäre. Ein Teufelskreis, bei dem Patienten das bedrohliche Gefühl des Erstickens erleben.

Bei der Behandlung von Atemnot ist deshalb Ruhe, Beruhigung und Konzentration auf das Ausatmen wichtig. Frische Luft oder ein Ventilator und regelmäßige Mund- und Lippenpflege helfen. Atemnot ist immer gut mit Medikamenten behandelbar. Am häufigsten eingesetzt werden Morphin *(Seite 133)*, Fentanyl *(Seite 108)* oder Oxycodon *(Seite 138)*. Lorazepam *(Seite 34)*, Midazolam *(Seite 38)* und Pregabalin *(Seite 46)* können helfen, wenn Atemnot mit starken Angstzuständen einhergeht und Angst und Atemnot sich gegenseitig aufschaukeln.

Depression

Depression im medizinischen Sinn ist eine eigenständige Krankheit. Sie tritt in sehr verschiedenen Formen auf. Die häufigsten Symptome sind:
    anhaltend niedergeschlagene Stimmung
    Hoffnungslosigkeit, Interesselosigkeit, keinerlei Freude
    Antriebslosigkeit, keine Energie, völlige Erschöpfung
Es ist auch für Fachleute sehr schwer, normale Trauer, Schwäche und Stress (z.B. aufgrund von Schmerzen) von einer echten Depression zu unterscheiden, denn: Niedergeschlagenheit angesichts einer schweren Krankheit, die zum Tode führen wird, ist eine normale, verständliche Reaktion, die meist nicht mit antidepressiven Medikamenten behandelt werden sollte.

Wenn Menschen aber anhaltend an nichts mehr interessiert sind und keinen eigenen Impuls mehr zeigen, sollte der Arzt um Rat gefragt werden. Letztlich ist es aber unerheblich, ob in der Palliativphase klinisch exakt eine Depression diagnostiziert wird. Wichtiger ist die Entscheidung, ob die Lebensqualität des Patienten zu verbessern ist. Hier können sogenannte Antidepressiva wertvolle Dienste leisten.

Die Auswahl der Medikamente und ihre Einnahme müssen sehr sorgfältig erfolgen, da Antidepressiva mit vielen anderen Medikamenten Wechselwirkungen zeigen und zusätzlich Begleitwirkungen haben, die von Bedeutung sind.

Depression kann durch Veränderung der Konzentration verschiedener Botenstoffe im Gehirn entstehen, z.B. bei tumor-bedingtem Ungleichgewicht der Nervenaktivität, Stress- oder Schockreaktion auf eine folgenschwere Diagnose. Insbesondere die Botenstoffe Noradrenalin, Serotonin und Dopamin beeinflussen komplexe Vorgänge wie Stimmung, Schlaf-Wach-Rhythmus, Lustgefühle, Aufmerksamkeit und Schmerzempfinden.

Dieses Büchlein beschreibt die Antidepressiva Amitriptylin *(Seite 26)*, Duloxetin *(Seite 31)*, Mirtazapin *(Seite 43)* und Venlafaxin *(Seite 49)*. Sie wirken nicht genau gleich, binden aber alle an bestimmte Andockstellen für die Botenstoffe Noradrenalin und Serotonin in Gehirn und Rückenmark. In der Folge wirken beide Botenstoffe länger und damit stärker als sonst. Bei Depression hellt dies die Stimmung auf. Verglichen mit den anderen Wirkstoffen macht Venlafaxin nicht müde. Erfreulicherweise können Antidepressiva als Zusatz-Schmerzmittel helfen, da ihr Einfluss auf die Botenstoffe auch den Schmerz lindert *(Seite 92)*.

Allgemeines zu den Benzodiazepinen

Die Wirkstoffe Lorazepam *(Seite 34)* und Midazolam *(Seite 38)* spielen eine wichtige Rolle in der Palliativversorgung. Daneben wird auch Diazepam *(Seite 61)* eingesetzt. Diese drei Wirkstoffe gehören zu den Benzodiazepinen und sind im Wesentlichen Beruhigungsmittel und Angstlöser: Sie helfen bei starker Angst mit Panik oder Atemnotattacken, Schlaflosigkeit, körperlicher Unruhe und Gedankenunruhe. Daneben unterdrücken sie z.B. auch epileptische Anfälle.

Alle Benzodiazepine dämpfen überaktive Nervenreize. Normalerweise werden Nervenzellen aktiviert, wenn ankommende Impulse stark genug sind. So wird der Impuls von Nervenzelle zu Nervenzelle weitergeleitet und der Motor der Nerventätigkeit am Laufen gehalten. Wie ein Auto braucht das Nervensystem neben dem Motor auch eine Bremse, die überschießende Nervenaktivität drosselt. Die Nervenbremsen sitzen dort, wo der Impuls auf die nächste Nervenzelle überspringt, an Andockstellen für den Botenstoff GABA (Gamma-Amino-Buttersäure, englisch Säure = *acid*). Wenn GABA dort anbindet, versetzt es die Nervenzellen in einen Ruhezustand, der viel stärkere Reize erforderlich macht, um Impulse weiterzuleiten. Auch Benzodiazepine binden an die GABA-Andockstellen im Gehirn und in Muskeln und verstärken die Wirkung von GABA. Patienten sind beruhigt, entspannt und distanzieren sich von ihrer Angst.

Amitriptylin

Typische Handelsnamen in Deutschland:	z.B. Saroten®, Amitriptylin®
Palliativmedizinische Einsatzgebiete (inkl. Off-Label-Gebrauch):	Depression, Nervenschmerzen

Amitriptylin hilft bei mehreren Leiden. Es lindert Depression und kann bei Angst und brennenden Nervenschmerzen helfen. Ärzte nutzen diese kombinierte Wirkung, aber Depression und Schmerzen können auch unabhängig voneinander auftreten und mit Amitriptylin behandelt werden.
Als Medikament wird es in Form von Amitriptylin-Hydrochlorid eingenommen.

Wie hilft Amitriptylin?
Amitriptylin bei Depression
Amitriptylin gleicht ein Ungleichgewicht von Botenstoffen im Gehirn aus und wirkt bei Depression *(Seite 24)* mit den Hauptsymptomen Schlafstörungen, Angst und innere Unruhe. Es kann zudem die Stimmung aufhellen und dauerhafte Angstzustände lindern.

Amitriptylin bei dauerhaften Nervenschmerzen
Amitriptylin kann die schmerzhemmende Wirkung anderer Schmerzmittel verstärken, es ist ein Zusatz-Schmerzmittel *(Seite 91)*. Es wird eingesetzt, wenn andere Zusatz-Schmerzmittel oder nicht-medikamentöse Maßnahmen nicht helfen. In Studien wurde festgestellt, dass Patienten mit Amitriptylin weniger Schmerzen hatten, wenn sie an dauerhaften Nervenschmerzen durch diabetische Polyneuropathie, Nervenschmerzen durch Herpes-Zoster-Infektion oder Schmerzen nach Operationen an der Brust (Postmastektomie) oder Fibromyalgie litten.

Weitere Wirkungen
Bei Juckreiz kann ein Therapieversuch mit Amitriptylin gemacht werden. Voraussetzung ist, dass die Juckreiz-Ursache nicht behoben werden kann und nicht-medikamentöse Verfahren und andere Medikamente gegen Juckreiz nicht helfen. Der Effekt gegen Juckreiz *(Seite 53)* entsteht vermutlich durch die Blockade von Histamin-Andockstellen, was den juckreizauslösenden Botenstoff Histamin an seiner Wirkung hindert.

In seltenen Fällen wird Amitriptylin zur Verhinderung weiterer Migräneanfälle eingesetzt, insbesondere wenn Patienten zusätzlich an Depression leiden. Durch die positive Beeinflussung des Botenstoffs Serotonin im Gehirn versprechen sich Ärzte eine Gesundung der Blutgefäße im Gehirn, was entzündliche Vorgänge in den Gefäßen verhindert, die letztlich den Schmerz über die Nervenbahnen weiterleiten.

Patienten mit Amyotropher Lateralsklerose (ALS) klagen in erster Linie über Muskelschwäche. Bei vielen kommt es im Lauf der Krankheit zu ungewollten Lach- und Weinreflexen. Dies kann gut mit Amitriptylin behandelt werden. Vorteilhaft ist hier zudem der antidepressive „Nebeneffekt", da Patienten mit ALS öfter unter Depression leiden.

Auch bei starkem Speichelfluss, z.B. wegen anhaltender Schluckprobleme, kann der Arzt eine Therapie mit Amitriptylin versuchen, denn Mundtrockenheit ist eine Nebenwirkung von Amitriptylin.

Des Weiteren behandeln Ärzte auch einen dauerhaften, auf andere Medikamente nicht ansprechenden Husten mit Amitriptylin. Studien zeigten einen positiven Effekt.

Bei Juckreiz, zur Migränevorbeugung, beim ungewolltem Lach- oder Weinreflex, bei starkem Speichelfluss und dauerhaftem Husten wird Amitriptylin „off-label" eingesetzt *(Seite 16)*.

Wie Sie Amitriptylin anwenden können

Amitriptylin beeinflusst zwar relativ rasch die Botenstoffe im Gehirn, dennoch erfordert es Zeit, die Stimmung aufzuhellen oder eingefahrene Schmerzbahnen zu dämpfen. Bei regelmäßiger Einnahme werden Schmerzen innerhalb mehrerer Tage bis hin zu 2 Wochen gelindert, bei Depression vergehen oft 1–4 Wochen, bis ein Effekt zu spüren ist. Nebenwirkungen können allerdings gleich auftreten. So kann es sein, dass Patienten am Anfang der Therapie eher Nebenwirkungen als die Hauptwirkung verspüren.

Bei sehr geschwächten und älteren Patienten wird der Arzt die Dosis sehr vorsichtig erhöhen und nur, wenn die Vorteile der Behandlung die Nachteile überwiegen.

Nach erfolgreicher Behandlung wird Amitriptylin schrittweise abgesetzt. Dies hält den guten Effekt aufrecht und verhindert Nebenwirkungen aufgrund plötzlichen Absetzens.

Tabletten, Lösung zum Einnehmen (Tropfen), Retardkapseln, Retardtabletten (oral)
Bei Schmerzen werden 10 mg abends 1–2 Stunden vor dem Schlafen eingenommen. Im Laufe der Behandlung kann die Dosis schrittweise auf 50–75 mg gesteigert werden, bei Depression sogar auf 100–150 mg pro Tag. Eine höhere Dosis kann auch auf mehrere Einnahmezeitpunkte verteilt werden, z.B. 2- bis 3-mal täglich 50 mg. Dann wird meist auf Retardtabletten umgestellt, die Amitriptylin verzögert ins Blut abgeben, und es genügen 75 mg der Retardformen zur Nacht.

*Spritze/Tropf in die Vene (intravenös), in den Muskel (intramuskulär)
oder ins Unterhautfettgewebe (subkutan)*
Amitriptylin wird auch gespritzt (intravenös, intramuskulär) oder als Infusion (intravenös) eingesetzt. Zudem ist die Verabreichung über eine Art „Gewebe-Tropf" alleine oder zusammen mit anderen Medikamenten ins Fettdepot unterhalb der Haut möglich. Allerdings geben Ärzte der oralen Einnahme den Vorzug. Wenn bei Patienten mit Schluckstörungen eine Ernährungssonde eingesetzt wird, kann die Lösung zum Einnehmen über den Ernährungsschlauch gegeben werden. Falls keine Ernährungssonde angelegt ist, hilft die intravenöse, in sehr seltenen Fällen die subkutane Gabe. Die subkutane Anwendung ist ein Beispiel für Off-Label-Gebrauch *(Seite 16)*.

Kritische Fragen zu Amitriptylin
Was tun bei zu hoher Dosierung?
Bei Einnahme von erheblich höheren Mengen kommt es zu verstärkter Schläfrigkeit, Benommenheit, Herzbeschwerden und Atemproblemen. Dann ist sofort der Arzt zu benachrichtigen. Atmung und Herztätigkeit des Patienten werden überwacht, nach Absetzen des Medikaments gehen die Symptome zurück.

Was tun, wenn eine Dosis ausgelassen wurde?
Eine versehentlich ausgelassene Dosis kann nachträglich eingenommen werden – aber nicht, wenn bereits Zeit für die nächste Einnahme ist. Eine doppelte Dosis ist zu vermeiden.
   Ein plötzliches Absetzen ist zu vermeiden, da dies Unruhe, Schweißausbrüche, Übelkeit oder Erbrechen auslösen kann.

Autofahren während der Behandlung?
Amitriptylin kann die Konzentrationsfähigkeit herabsetzen und müde machen. Fahren Sie nicht Auto und bedienen Sie keine Maschinen, ehe Sie wissen, wie das Medikament auf Sie wirkt. Wir raten Ihnen in den ersten Wochen vom Autofahren ab.

Welche Nebenwirkungen sind bei Amitriptylin häufig?

Nebenwirkungen	Was hilft dagegen?
Schläfrigkeit und Schwindel → vor allem am Anfang der Therapie	Schnelles Aufrichten und Aufstehen ist zu vermeiden.
Unruhe	Den behandelnden Arzt informieren.

Mundtrockenheit, Durstgefühl, Harnverhalt, Verstopfung, Sehstörungen, Herzrhythmusstörungen oder Herzrasen ➜ entstehen durch die Hemmung des Botenstoffs Acetylcholin *(anticholinerge Effekte, Seite 18)*	Anwendung eines milden Abführmittels *(Seite 173)*, vorausgesetzt es liegt kein Darmverschluss vor. Bei Mundtrockenheit kann es helfen, Kaugummis zu kauen, Bonbons oder Eiswürfel zu lutschen oder Mundbefeuchtungsmittel anzuwenden.

Was kann bei gleichzeitiger Anwendung anderer Medikamente passieren?
Informieren Sie Ihren Arzt über alle Medikamente, die Sie nehmen. Die Packungsbeilage beschreibt mögliche Wechselwirkungen ausführlich.

Die gleichzeitige Anwendung von Amitriptylin mit Carbamazepin *(Seite 57)*, Johanniskraut, Mirtazapin *(Seite 43)*, Tramadol *(Seite 145)* oder Venlafaxin *(Seite 49)* wird nicht empfohlen, da es sonst z.B. zu gesteigertem Bewegungsdrang, Hitzewallungen, Herzrasen, Durchfall, Verwirrtheit oder Fieber kommen kann (Symptome des Serotonin-Syndroms). Auch andere Antidepressiva sollten nur in Absprache mit dem Arzt gleichzeitig eingenommen werden.

Viele Medikamente verstärken die Nebenwirkungen von Amitriptylin. Schlafmittel, Opioide *(Seite 90)*, Medikamente gegen Allergie oder Juckreiz und Mittel gegen Muskelverspannung machen beispielsweise ebenfalls müde und schläfrig. Dimenhydrinat *(Seite 152)* und das krampflösende Mittel Butylscopolamin *(Seite 74)* verursachen ebenfalls Mundtrockenheit, Harnverhalt und Verstopfung.

Vorsicht bei gleichzeitiger Anwendung von Medikamenten, die ebenso die Herztätigkeit beeinflussen können. Das sind z.B. Haloperidol *(Seite 155)*, Levomepromazin *(Seite 164)*, Risperidon *(Seite 19)*, bestimmte Antibiotika und Medikamente gegen Pilzerkrankungen. Wenn Herzrhythmusstörungen auftreten, ist der Arzt zu informieren.

Amitriptylin kann die Bereitschaft für Krampfanfälle erhöhen und so die Wirkung von Medikamenten gegen Krampfanfälle vermindern.

Amitriptylin kann die Wirkung von Levomethadon *(Seite 126)* verstärken.

Alkohol ist zu meiden
Zur Sicherheit sollte kein Alkohol während der Behandlung mit Amitriptylin getrunken werden, da sowohl Alkohol als auch Amitriptylin das Nervensystem beeinflussen.

Wenn Amitriptylin nicht hilft
Sprechen Sie mit Ihrem Arzt über mögliche Alternativen der Schmerzbehandlung oder Zusatz-Medikamente.

In der Regel werden für die Schmerzen starke Schmerzmittel eingesetzt, wie Opioide *(Seite 90)*. Diese können auch bei Nervenschmerzen helfen, insbesondere bei krebsbedingten Schmerzen. In Kombination mit Amitriptylin ist der müde machende Effekt zu beachten.

Auch andere Wirkstoffe können je nach Ursache bei Nervenschmerzen helfen: Baclofen *(Seite 80)*, Carbamazepin *(Seite 57)*, Dexamethason *(Seite 159)*, Ketamin *(Seite 122)* und Levomepromazin *(Seite 164)*.

Duloxetin *(Seite 31)*, Mirtazapin *(Seite 43)* und Venlafaxin *(Seite 49)* wirken schmerzlindernd und helfen bei Depression und chronischer Angst. Die Anwendung ist abhängig von der Krankheitsursache und anderen gleichzeitig angewendeten Medikamenten. Lorazepam *(Seite 34)* und Midazolam *(Seite 38)* helfen vor allem bei akuten kurzzeitigen Angstzuständen und Schlafstörungen.

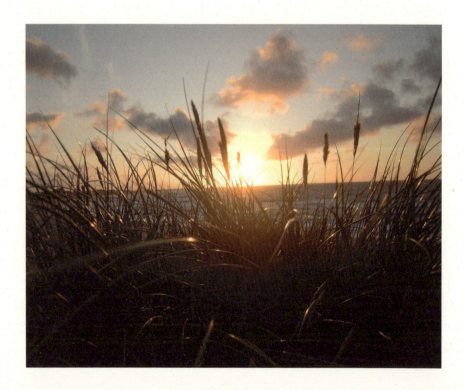

Duloxetin

Typische Handelsnamen in Deutschland:	z.B. Cymbalta®
Palliativmedizinische Einsatzgebiete (inkl. Off-Label-Gebrauch):	Angst, Depression, Nervenschmerzen

Duloxetin hilft bei Depression, Angst und Schmerzen. Die Palliativmedizin nutzt diesen kombinierten Wirkstoffeffekt, aber jedes Symptom kann auch unabhängig von den anderen auftreten und mit Duloxetin behandelt werden.
Als Medikament wird es in Form von Duloxetin-Hydrochlorid eingenommen.

Wie hilft Duloxetin?
Duloxetin bei Nervenschmerzen
Duloxetin verstärkt die schmerzhemmende Wirkung anderer Schmerzmittel. Es ist ein Zusatz-Schmerzmittel *(Seite 91)* bei chronischen Nervenschmerzen, unter anderem bei diabetischer Polyneuropathie. Bei Palliativpatienten hilft es erfahrungsgemäß auch gut bei undefinierbaren Körperschmerzen, Rücken- oder Schulterschmerzen.

Duloxetin gegen Depression und Angst
Bei Depression gleicht Duloxetin ein Ungleichgewicht an Botenstoffen im Gehirn *(Seite 24)* aus. Dadurch hellt es die Stimmung auf und löst auch chronische Angstzustände.

Duloxetin wird oral eingenommen
Duloxetin wird 1- bis 2-mal täglich eingenommen. Die Kapseln werden ungeöffnet und unzerkaut geschluckt. Im Inneren der Kapseln befinden sich kleine Kügelchen mit einem Überzug, der den Wirkstoff vor der aggressiven Magensäure schützt.

Trotz rascher Aktivierung bzw. Ausbalancierung von Botenstoffen erfordert die Dämpfung von eingefahrenen Schmerzbahnen oder eine Stimmungsaufhellung bei Depression Zeit, mehrere Tage bei Schmerzen und 1–4 Wochen bei Depression. Am Anfang der Therapie kann es also sein, dass Nebenwirkungen vor der eigentlichen Wirkung eintreten.

Kritische Fragen zu Duloxetin
Was tun bei zu hoher Dosierung?
Von Duloxetin werden bis zu 2-mal täglich bis zu 60 mg eingenommen. Eine höhere Dosierung bewirkt nicht mehr. Bei Einnahme von erheblich höheren Mengen

kommt es zu verstärkter Schläfrigkeit, Krampfanfällen, Herzbeschwerden bis hin zum Koma. Dann ist sofort der Arzt zu benachrichtigen.

Was tun, wenn eine Dosis ausgelassen wurde?
Eine versehentlich ausgelassene Dosis können Sie nachträglich einnehmen – aber nicht, wenn bereits Zeit für die nächste Einnahme ist. Eine doppelte Dosis ist zu vermeiden.

Autofahren während der Behandlung?
Duloxetin kann die Konzentrationsfähigkeit herabsetzen und müde machen. Fahren Sie nicht Auto und bedienen Sie keine Maschinen, ehe Sie wissen, wie das Medikament auf Sie wirkt. Wir raten Ihnen in den ersten Wochen nur nach Rücksprache mit dem behandelnden Arzt Auto zu fahren.

Welche Nebenwirkungen sind bei Duloxetin häufig?

Nebenwirkungen	Was hilft dagegen?
Übelkeit	Im Lauf der Therapie rückläufig.
Schläfrigkeit, Müdigkeit und Schwindel	Schnelles Aufstehen oder Sich-Aufrichten vermeiden.
Mundtrockenheit	Kaugummis kauen. Bonbons oder Eiswürfel lutschen. Mundbefeuchtungsmittel.

Was kann bei gleichzeitiger Anwendung anderer Medikamente passieren?
Die Packungsbeilage beschreibt mögliche Wechselwirkungen ausführlich. Informieren Sie Ihren Arzt über alle Medikamente, die Sie nehmen.

Die gleichzeitige Anwendung von Schlaf- und Beruhigungsmitteln, Schmerzmitteln und anderen Antidepressiva kann Müdigkeit und Schläfrigkeit verstärken.

Duloxetin verstärkt die Wirkung des Botenstoffs Serotonin. Die gleichzeitige Anwendung von Medikamenten, die ebenfalls die Serotonin-Wirkung verstärken, ist zu vermeiden, z.B. Tramadol *(Seite 145)* und bestimmte andere Antidepressiva wie Serotonin-Wiederaufnahmehemmer, Mono-Amino-Oxidase-Hemmer (MAO-Hemmer) und Johanniskraut. Sonst kann es zu Fieber, Muskelzittern und lebensbedrohlichen Krämpfen oder Bewusstseinsstörungen kommen.

Medikamente, die ebenfalls zu Magen-Darm-Blutungen oder Störungen des Blutbilds führen können, sollen nur mit Vorsicht gleichzeitig eingenommen werden. Dazu zählen Diclofenac *(Seite 103)*, Ibuprofen *(Seite 117)*, Methotrexat, Kortison *(z.B. Dexamethason, Seite 159)* sowie Medikamente, die die Blutgerinnung herabsetzen, z.B. Acetylsalicylsäure, Venlafaxin *(Seite 49)* oder Warfarin. Dies soll insbesondere bei älteren Patienten beachtet werden.

Alkohol ist zu meiden
Alkohol und Duloxetin verstärken sich gegenseitig in ihren Wirkungen und Nebenwirkungen.

Wenn Duloxetin nicht hilft
Sprechen Sie mit Ihrem Arzt über mögliche Alternativen oder Zusatz-Medikamente.

Falls Sie aufgrund von mäßig starken Schluckbeschwerden keine Kapseln einnehmen können, helfen alternativ Amitriptylin *(Seite 26)* oder Mirtazapin *(Seite 43)*. Diese Wirkstoffe gibt es in Form einer Lösung zum Einnehmen.

Lorazepam

| Typische Handelsnamen in Deutschland: | z.B. Tavor®, Lorazepam® |
| Palliativmedizinische Einsatzgebiete (inkl. Off-Label-Gebrauch): | Angst, Atemnot, Unruhe, Schlafstörungen, Krampfanfälle |

Lorazepam ist ein Benzodiazepin und hilft bei Angst, Panik, Atemnotattacken durch starke Angst, Schlaflosigkeit, körperlicher Unruhe oder Gedankenunruhe und bei akuten epileptischen Anfällen.

Wie hilft Lorazepam?
Lorazepam lindert Angst
Lorazepam verstärkt die Wirkung des körpereigenen nervendämpfenden Systems. In Krisensituationen mit Angstattacken und Panik hilft es rasch.

Lorazepam beruhigt Atemnot und Unruhe
Angst ist oft die Ursache für Atemnot, geistige oder körperliche Unruhe oder Herzbeschwerden. Da sich die Symptome oft gegenseitig aufschaukeln, durchbricht Lorazepam die Spirale aus Angst und Unruhe, die eben auch Herzprobleme und Atemnot auslösen kann.

Lorazepam hilft bei Schlafstörungen
Lorazepam hilft bei Schlafstörungen *(Seite 78)*, besonders wenn Angst und Aufgewühltheit bzw. Unruhe die Ursache sind. Es dämpft die Gedankenunruhe, indem es überschießende Nerventätigkeit bremst und müde macht.

Lorazepam bei Krampfanfällen
Lorazepam hilft bei epileptischen Anfällen, die unvermittelt, z.B. bei Hirntumoren oder Ungleichgewicht von Mineralstoffen am Lebensende, auftreten können. Es dämpft überaktive Nerven.

Weitere Wirkungen
Lorazepam wird manchmal mit anderen Mitteln gegen Verwirrtheit *(Haloperidol, Seite 155, oder Levomepromazin, Seite 164)* kombiniert, wenn Angst und Panik die Hauptursachen für die Verwirrtheit sind.

Wenn am Lebensende Blutungen (z.B. in Lunge oder Magen-Darm-Trakt) auftreten, die nicht mehr zu stillen sind, nutzen Ärzte die beruhigende Wirkung von Lorazepam: Patienten können sich von dem dramatischen Ereignis distanzieren und erleben es nicht derart bewusst. Es kann verhindert werden, dass sich die Situation aufschaukelt und andere Symptome wie Angst, Panik, Übelkeit und Erbrechen einsetzen. Ziel ist eine Stabilisierung des Patienten.

Bei Übelkeit und Erbrechen kann Lorazepam als Zusatz-Medikament helfen. Manchmal stauen sich Angst oder negative Gefühle vor einer angesetzten Chemotherapie derart an, dass Übelkeit und Erbrechen schon vorher einsetzen. Lorazepam kann vorsorglich helfen, weil es beruhigt und vom Geschehen distanziert. Sie nehmen es z.b. am Abend oder am Morgen vor der Chemotherapie ein, mindestens jedoch eine Stunde vor Beginn der Therapie.

Wie Sie Lorazepam anwenden können
Bei bedarfsweiser Anwendung macht Lorazepam ruhig, Sie sind trotzdem aufnahmefähig und aufmerksam. Lorazepam wirkt rasch, Sie sollten direkt nach der Einnahme sitzen oder besser liegen.

Der beruhigende Effekt kann bis zu 3 Tagen andauern. Regelmäßiger täglicher Gebrauch (bis zu 6-mal täglich) über 5 Tage hinweg kann viel länger anhaltend müde und schläfrig machen.

Plättchen zum Auflösen im Mund, Tabletten (oral)
Lorazepam wird am häufigsten oral eingenommen, als Tabletten oder flache Plättchen. Das Plättchen legen Sie auf die Zunge. Es löst sich im Mund auf und wird zusammen mit dem Speichel hinuntergeschluckt. Wenn möglich trinken Sie anschließend einen Schluck Wasser nach, damit der gesamte Wirkstoff im Mund in den Magen-Darm-Trakt gelangt. Die Aufnahme erfolgt nicht über die Mundschleimhaut.

Lorazepam wirkt nach 15–30 Minuten, der maximale Effekt wird nach ca. 1–2 Stunden erreicht.

Spritze/Tropf in die Vene (intravenös)
Bei starken Schluckbeschwerden oder Erbrechen wird Lorazepam gespritzt. Sie spüren eine Wirkung nach 5–15 Minuten (intravenös). Nach ca. einer Stunde ist die Wirkung maximal.

Kritische Fragen zu Lorazepam
Was tun bei zu hoher Dosierung?
Eine Überdosierung von Lorazepam verstärkt dessen Nebenwirkungen. Folgen sind Bewusstseinsstörungen bis hin zu Koma. Angehörige sollten den behandelnden Arzt sofort benachrichtigen. Die Atmung des Patienten wird überwacht, nach Absetzen des Medikaments gehen die Symptome zurück.

Was tun, wenn eine Dosis ausgelassen wurde?
Eine versehentlich ausgelassene Dosis können Sie nachträglich einnehmen – aber nicht, wenn bereits Zeit für die nächste Einnahme ist. Eine doppelte Dosis ist zu vermeiden.

Autofahren während der Behandlung?
Lorazepam kann die Konzentrationsfähigkeit herabsetzen und müde machen. Auch bei einmaliger Einnahme zur Nacht kann Schläfrigkeit am darauffolgenden Morgen vorliegen. Fahren Sie nicht Auto und bedienen Sie keine Maschinen während der Einnahme von Lorazepam.

Welche Nebenwirkungen sind bei Lorazepam häufig?

Nebenwirkungen	Was hilft dagegen?
Müdigkeit und Schläfrigkeit	Möglichst abends einnehmen.
Benommenheit, Unkonzentriertheit, Schwindel, Störungen der Bewegungskoordination	Möglichst abends einnehmen. Ihr Arzt wird die Dosis eventuell verringern. Schnelles Sich-Aufrichten und Aufstehen vermeiden.

Kann Lorazepam abhängig machen?
Das in der Packungsbeilage aufgeführte Suchtpotenzial bezieht sich auf einen zu häufigen oder unreflektierten Gebrauch von Lorazepam. Dies betrifft vor allem Patienten, die alkohol- oder medikamentenabhängig waren oder sind. Palliativpatienten erhalten eine engmaschige ärztliche Betreuung, der Nutzen überwiegt hier deutlich das Risiko einer Suchtentwicklung.

Kann der Gebrauch von Lorazepam in der Sterbephase den Eintritt des Todes beschleunigen?
Nein, nicht bei sachgemäßem Gebrauch, nur bei extremer Überdosierung. Im Vordergrund der Behandlung stehen die Entspannung der Krisensituation und die Beruhigung des Patienten bei starkem Leiden und Schmerzen.

Was kann bei gleichzeitiger Anwendung anderer Medikamente passieren?
Die gleichzeitige Anwendung von anderen Schlaf- und Beruhigungsmitteln, Schmerzmitteln und Antidepressiva kann Müdigkeit und Benommenheit verstärken.
    Die Anwendung von Carbamazepin *(Seite 57)* kann die Wirkung von Lorazepam vermindern.

Die Packungsbeilage beschreibt mögliche Wechselwirkungen ausführlich. Zudem sollten Sie den verschreibenden Arzt über alle Medikamente informieren, die Sie einnehmen.

Alkohol ist zu meiden
Alkohol und Lorazepam verstärken sich gegenseitig in ihren Wirkungen und Nebenwirkungen.

Wenn Lorazepam nicht hilft
Sprechen Sie mit Ihrem Arzt über mögliche Alternativen oder Zusatz-Medikamente.
   Bei Atemnot hilft ein niedrig dosiertes Opioid *(Seite 90)*, wenn dies nicht schon gegen Schmerzen angewendet wird.
   Bei starker Unruhe kann Levomepromazin *(Seite 164)* helfen. Es verursacht weniger Schläfrigkeit und Benommenheit als Benzodiazepine *(Seite 25)*.

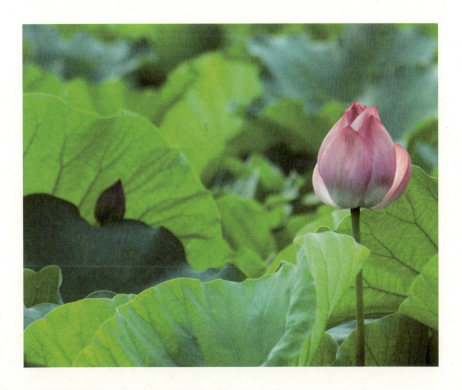

Midazolam

Typische Handelsnamen in Deutschland	z.B. Dormicum®, Midazolam®
Palliativmedizinische Einsatzgebiete (inkl. Off-Label-Gebrauch):	Angst, Atemnot, Unruhe (terminale Unruhe), Krampfanfälle, Schlafstörungen

Midazolam ist ein besonders rasch wirksames Benzodiazepin *(Seite 25)*. Es hilft bei akuten epileptischen Anfällen, Angst, Panik, Atemnotattacken durch starke Angst, Schlaflosigkeit, körperlicher Unruhe und Gedankenunruhe.

Midazolam wird sehr häufig am Lebensende zur Beruhigung eingesetzt. Gerade wenn ein Mensch massive Ängste entwickelt oder sein Leid als unerträglich empfindet, kann dieser Leidenszustand mit Midazolam in Form einer intravenösen Therapie deutlich gebessert werden.

In Ausnahmefällen und eine entsprechende Erfahrung vorausgesetzt können Palliativmediziner Midazolam in Kombination mit weiteren Medikamenten *(z.B. Morphin, Seite 133)* auch so dosieren, dass ein Patient in eine Art künstlichen Schlaf versetzt wird, um nicht mehr leiden zu müssen (sogenannte „palliative Sedierung").

Wie hilft Midazolam?
Midazolam lindert Angst, Unruhe und Atemnot
Midazolam verstärkt die Wirkung des körpereigenen nervendämpfenden Systems. In Krisensituationen mit Angstattacken und Panik hilft es sehr rasch.

Angst ist oft die Ursache für Atemnot, geistige oder körperliche Unruhe oder Herzbeschwerden. Da sich die Symptome oft gegenseitig aufschaukeln, durchbricht Midazolam die Spirale aus Angst und Unruhe, die auch Herzprobleme und Atemnot auslösen kann.

Midazolam gegen Krisen am Lebensende
Viele Patienten zeigen am Lebensende eine starke Unruhe, die sogenannte „terminale Unruhe". Midazolam kann in schweren Krisen helfen.

In den letzten Lebenstagen kann es zu starkem Leiden kommen, z.B. zu Schmerzen trotz Steigerung der Schmerzmittel oder Angstzuständen trotz beruhigender Medikamente. Da Patienten sich in den letzten Lebenstagen oft nicht mehr sprachlich äußern können, sind solche Zustände am Stöhnen, Grimassieren, Weinen und Schwitzen zu erkennen. Wenn solches Leiden als nicht mehr erträglich empfunden wird, kann eine kurzzeitige oder längerfristige Bewusstseinsdämpfung helfen.

Die stärkste Form einer solchen Dämpfung ist die bereits erwähnte „palliative Sedierung". Diese erfolgt erst nach gründlicher Aufklärung des Patienten und dessen Angehörigen, nach genau festgelegten Kriterien (z.b. der Europäischen Fachgesellschaft für Palliativmedizin) und auch nur dann, wenn alle anderen Möglichkeiten ausgeschöpft sind. Ziel ist eine erholsame Verminderung von Stress in den letzten Lebensstunden, insbesondere bei weit fortgeschrittenen Krankheiten.
Midazolam lindert das Leiden, beschleunigt aber nicht den Tod.

Midazolam gegen Schlafstörungen
Midazolam hilft bei Einschlafstörungen *(Seite 78)*, besonders wenn Angst und Aufgewühltheit bzw. Unruhe die Ursachen sind. Es dämpft die Gedankenunruhe, indem es überschießende Nerventätigkeit bremst und müde macht.

Weitere Wirkungen
Midazolam hilft kurzzeitig bei stark schmerzhaften oder sehr belastenden pflegerischen Maßnahmen, z.b. Umlagerung, Absaugung von Sekreten oder Verbandwechsel. Es ermöglicht Ruhephasen und Entspannung anstelle traumatischer Erlebnisse.

Midazolam wird manchmal mit anderen Mitteln gegen Verwirrtheit *(Haloperidol, Seite 155, oder Levomepromazin, Seite 164)* kombiniert, wenn Angst, Panik oder Unruhe die Hauptursachen für die Verwirrtheit sind.

Wie Sie Midazolam anwenden können
Bei bedarfsweiser Anwendung ist der Patient ruhig, aber trotzdem aufnahmefähig und aufmerksam. Nach 2–4 Stunden ist die Wirkung meist abgeflaut und der Patient vollständig wach. Das ist wichtig, wenn z.B. ein Arztbesuch ansteht. Regelmäßiger Gebrauch über 5 Tage kann länger anhaltend müde und schläfrig machen.

Spritze/Tropf in das Unterhautfettgewebe (subkutan)
Sehr häufig wird Midazolam subkutan verabreicht: entweder als Spritze (Wirkdauer ca. 1–2 Stunden) oder über eine Art „Gewebetropf" alleine oder zusammen mit anderen Medikamenten ins Fettdepot unter der Haut. Das Fettgewebe gibt dann Midazolam kontinuierlich ins Blut ab, mehrmaliges Spritzen entfällt. Die subkutane Anwendung ist ein Off-Label-Gebrauch *(Seite 16)*.

Spritze/Tropf in die Vene (intravenös)
Intravenös beginnt die Wirkung nach 1–2 Minuten und ist nach 5–10 Minuten maximal. Da die Wirkung aber nur durchschnittlich 2 Stunden anhält (bis zu

6 Stunden sind aber möglich), wird oft eine intravenöse Infusion angelegt, um einen kontinuierlichen Effekt zu erzielen. Midazolam kann auch zusammen mit Schmerzmitteln in einer Schmerzpumpe *(Seite 93)* verabreicht werden.

Die intramuskuläre (in den Muskel) Anwendung ist inzwischen sehr selten, hier beginnt die Wirkung nach 5–15 Minuten.

Filmtabletten, Lösung zum Einnehmen (oral), Lösung zur Anwendung in der Mundhöhle (buccal)
Je nach Anwendungszweck erfolgt eine 1- bis 6-mal tägliche Einnahme. Es gibt Tabletten, eine Lösung zum Schlucken (mit Dosierspritze) und eine Lösung, die in die Backentasche getropft wird, hier wird der Wirkstoff über die Mundschleimhaut aufgenommen. Die dosierte Lösung wird verteilt in beide Backentaschen getropft. Voraussetzung ist, dass Sie als Patient noch schlucken können, um ein versehentliches Abfließen in die Luftröhre zu vermeiden.

Nasenspray (intranasal)
Wegen der guten Aufnahme über die Schleimhäute kann Ihnen Midazolam auch als Nasenspray verschrieben werden. Da es sich um einen Off-Label-Gebrauch *(Seite 16)* handelt, wird es extra für Sie angefertigt. Ein Sprühstoß in ein Nasenloch kann bei einer Atemnotattacke oder Erstickungsangst sehr schnell helfen.

Zu häufige Anwendung kann die Nasenschleimhaut reizen. Dann ist die Anwendung der Lösung über die Mundschleimhaut vorzuziehen.

Spritze in den After (rektal)
Die rektale Anwendung erfolgt seltener und nur, wenn eine einmalige Anwendung ausreicht. Pflegende oder Angehörige (nach Anweisung) spritzen die Midazolam-Lösung mittels eines beiliegenden Schlauchs in den After.

Kritische Fragen zu Midazolam
Was tun, wenn eine Dosis ausgelassen wurde?
Eine versehentlich ausgelassene Dosis können Sie nachträglich einnehmen – aber nicht, wenn bereits Zeit für die nächste Einnahme ist. Eine doppelte Dosis ist zu vermeiden.

Autofahren während der Behandlung?
Midazolam kann die Konzentrationsfähigkeit herabsetzen und müde machen. Fahren Sie nicht Auto und bedienen Sie keine Maschinen während der Einnahme von Midazolam.

Welche Nebenwirkungen sind bei Midazolam häufig?

Nebenwirkungen	Was hilft dagegen?
Müdigkeit und Schläfrigkeit	Möglichst abends einnehmen.
Benommenheit, Unkonzentriertheit, Schwindel, Störungen der Bewegungskoordination	Möglichst abends einnehmen. Ihr Arzt wird die Dosis eventuell verringern. Schnelles Aufstehen oder Sich-Aufrichten vermeiden.
Blutdruckabfall, Verlangsamung der Atemtätigkeit (Achtung: Sturzgefahr)	Blutdruckabfall, Verlangsamung der Atemtätigkeit (Achtung: Sturzgefahr) Ihr Arzt wird die Dosis eventuell verringern. Sie sollten liegen und möglichst nur in Begleitung kurze Strecken zurücklegen, z.B. Gang zur Toilette.

Kann Midazolam süchtig machen?
Das Risiko ist vernachlässigbar. In der Regel erhalten Patienten Midazolam als subkutane oder intravenöse Infusion, die unter ärztlicher Betreuung steht. Der Nutzen überwiegt hier deutlich das Risiko einer Suchtentwicklung.

Kann Midazolam in der Sterbephase den Eintritt des Todes beschleunigen?
Nein, nicht bei sachgemäßem Gebrauch, nur bei extremer Überdosierung. Im Vordergrund der Behandlung stehen die Entspannung der Krisensituation und die Beruhigung des Patienten bei starkem Leiden und Schmerzen.

Was kann bei gleichzeitiger Anwendung anderer Medikamente passieren?
Informieren Sie Ihren Arzt über alle Medikamente, die Sie nehmen. Die Packungsbeilage beschreibt mögliche Wechselwirkungen ausführlich.
- Die gleichzeitige Anwendung von anderen Schlaf- und Beruhigungsmitteln, Schmerzmitteln und Antidepressiva kann Müdigkeit und Benommenheit verstärken.
- Midazolam kann die blutdrucksenkende Wirkung von Mitteln gegen Bluthochdruck verstärken.
- Die Anwendung von Carbamazepin *(Seite 57)* kann die Wirkung von Midazolam vermindern.

Alkohol und Grapefruitsaft sind zu meiden
Alkohol und Midazolam verstärken sich gegenseitig in ihren Wirkungen und

Nebenwirkungen. Auch Grapefruitsaft kann Wirkung und Nebenwirkungen verstärken und sollte deshalb nicht getrunken werden.

Wenn Midazolam nicht hilft
Sprechen Sie mit Ihrem Arzt über mögliche Alternativen oder Zusatz-Medikamente.

Bei Atemnot hilft ein niedrig dosiertes Opioid *(Seite 90)*, wenn dies nicht schon gegen Schmerzen angewendet wird.

Bei starker Unruhe kann Levomepromazin *(Seite 164)* helfen, es verursacht weniger Schläfrigkeit und Benommenheit als Benzodiazepine *(Seite 25)*.

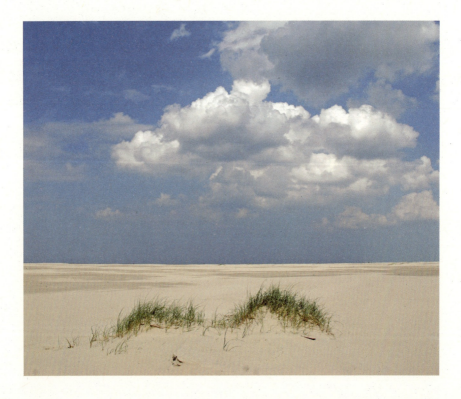

Mirtazapin

Typische Handelsnamen in Deutschland:	z.B. Remergil®, Mirtazapin®
Palliativmedizinische Einsatzgebiete (inkl. Off-Label-Gebrauch):	Angst, Depression, Nervenschmerzen, Juckreiz

Mirtazapin wird vor allem gegen Angst und Depression eingesetzt. Es hilft aber auch gut als Zusatz-Schmerzmittel *(Seite 91)*, insbesondere bei chronischen Nervenschmerzen.

Wie hilft Mirtazapin?

Mirtazapin bei Angst und Depression
Mirtazapin wirkt stimmungsaufhellend und angstlösend durch die Verstärkung der Wirkung von Noradrenalin und Serotonin im Gehirn *(Seite 24)*. Zur antidepressiven Wirkung trägt bei, dass Serotonin zudem das Glückshormon Dopamin verstärkt.

Mirtazapin bei Nervenschmerzen
Mirtazapin verstärkt andere Schmerzmittel durch Aktivierung des körpereigenen schmerzhemmenden Systems: direkt durch Bindung an Opioid-Andockstellen *(Seite 174)* oder indirekt durch Bindung an bestimmte Andockstellen für die Botenstoffe Noradrenalin und Serotonin *(Seite 24)*. Der Einsatz als Schmerzmittel ist ein Off-Label-Gebrauch *(Seite 16)*.

Mirtazapin bei Juckreiz
Auch bei Juckreiz *(Seite 53)*, der nicht anderweitig therapierbar ist, kann Mirtazapin helfen. Ähnlich wie bei chronischem Schmerz nehmen Patienten chronischen Juckreiz mit der Zeit immer stärker wahr und werden überempfindlich. Mirtazapin lindert den Juckreiz, indem es die Wirkung der Botenstoffe Noradrenalin und Serotonin verstärkt und so überempfindliche Nervenbahnen hemmt.

Weitere Wirkungen

Mirtazapin macht müde, weil es den Botenstoff Histamin im Gehirn hindert, an Histamin-Andockstellen zu binden. Der beruhigende und müde machende Effekt ist bei niedriger Dosierung ausgeprägt. Mirtazapin kann daher auch bei Unruhe und Schlafstörungen *(Seite 78)* helfen. Bei höherer Dosis dominiert der aktivierende Effekt durch Wirkverstärkung von Noradrenalin.

Geschwächten Patienten hilft der appetitsteigernde Effekt von Mirtazapin.

Mirtazapin wird oral eingenommen
Die Einnahme von Film- oder Schmelztabletten oder der Lösung (mit Dosierpumpe) erfolgt bevorzugt abends, da Mirtazapin auch müde machen kann. Mirtazapin sollte regelmäßig eingenommen werden, damit sich die Wirkung entfalten kann.

Am schnellsten zeigt sich der müde machende Effekt nach 1–2 Stunden. Bei Schmerzen wirkt Mirtazapin nach wenigen Stunden, manchmal aber auch erst innerhalb mehrerer Tage.

Die angstlösende und antidepressive Wirkung entfaltet sich innerhalb von 1–4 Wochen.

Grund für die verzögerte Wirkung ist die Zeit, bis eingefahrene Denkprozesse ausbalanciert und Schmerzmuster aufgelöst werden. Am Anfang der Therapie kann es also sein, dass Nebenwirkungen vor der eigentlichen Wirkung eintreten.

Kritische Fragen zu Mirtazapin

Was tun bei zu hoher Dosierung?
Eine Überdosierung von Mirtazapin verstärkt dessen Nebenwirkungen. Es kommt zu Desorientiertheit, verlängerter Beruhigung oder Herzrasen. Hier ist der Arzt sofort zu benachrichtigen.

Was tun, wenn eine Dosis ausgelassen wurde?
Eine versehentlich ausgelassene Dosis können Sie nachträglich einnehmen – aber nicht, wenn bereits Zeit für die nächste Einnahme ist. Eine doppelte Dosis ist zu vermeiden.

Autofahren während der Behandlung?
Mirtazapin kann die Konzentrationsfähigkeit herabsetzen und müde machen. Fahren Sie nicht Auto und bedienen Sie keine Maschinen, ehe Sie wissen, wie das Medikament auf Sie wirkt. Wir raten Ihnen in den ersten Wochen nur nach Rücksprache mit dem behandelnden Arzt Auto zu fahren.

Welche Nebenwirkungen sind bei Mirtazapin häufig?

Nebenwirkungen	Was hilft dagegen?
Schläfrigkeit, Müdigkeit, Schwindel → vor allem während der ersten Wochen	Im Laufe der Therapie rückläufig.
Blutdruckabfall (Achtung: Sturzgefahr)	Schnelles Aufstehen oder Sich-Aufrichten vermeiden.

Mundtrockenheit	Kaugummis kauen. Bonbons oder Eiswürfel lutschen. Mundbefeuchtungsmittel.

Was kann bei gleichzeitiger Anwendung anderer Medikamente passieren?
Die Packungsbeilage beschreibt mögliche Wechselwirkungen ausführlich. Informieren Sie Ihren Arzt über alle Medikamente, die Sie nehmen.

Die gleichzeitige Anwendung von Schlaf- und Beruhigungsmitteln, Schmerzmitteln und anderen Antidepressiva kann Müdigkeit und Schläfrigkeit verstärken.

Die gleichzeitige Anwendung von Medikamenten, die ebenfalls die Serotonin-Wirkung verstärken, ist zu vermeiden, z.B. Tramadol *(Seite 145)*, bestimmte andere Antidepressiva wie Serotonin-Wiederaufnahmehemmer, Mono-Amino-Oxidase-Hemmer (MAO-Hemmer) und Johanniskraut. Ansonsten kann es zu Fieber, Muskelzittern und lebensbedrohlichen Krämpfen oder Bewusstseinsstörungen kommen.

Die Anwendung von Carbamazepin *(Seite 57)* kann die Wirkung von Mirtazapin vermindern.

Alkohol ist zu meiden
Alkohol und Mirtazapin verstärken sich gegenseitig in ihren Wirkungen und Nebenwirkungen.

Wenn Mirtazapin nicht hilft
Sprechen Sie mit Ihrem Arzt über mögliche Alternativen oder Zusatz-Medikamente. Alternativen zu Mirtazapin können Amitriptylin *(Seite 26)*, Duloxetin *(Seite 31)* oder Venlafaxin *(Seite 49)* sein. Das sind ebenfalls Wirkstoffe gegen Depression, Angst und Schmerzen.

Wenn Mirtazapin zur Appetitsteigerung eingesetzt wurde und nicht hilft, können alternativ Dexamethason *(Seite 159)* oder Cannabinoide *(Seite 98)* helfen.

Pregabalin

Handelsname in Deutschland:	Lyrica®
Palliativmedizinische Einsatzgebiete (inkl. Off-Label-Gebrauch):	Angst, Atemnot, Nervenschmerzen, Krampfanfälle

Pregabalin wirkt schmerzlindernd, angstlösend und entkrampfend. Zudem bessern sich während der Behandlung Atemnot und Schlafstörungen. Pregabalin trägt zur Verbesserung des Wohlbefindens bei, denn durch seine vielseitige Wirkung werden mehrere Symptome gleichzeitig bekämpft, die sich oft gegenseitig aufschaukeln, vor allem Angst und Schmerz.

Wie hilft Pregabalin?
Pregabalin bei chronischen Nervenschmerzen
Pregabalin beruhigt überreizte Nerven. Es hilft z.B. bei diabetischer Polyneuropathie, Post-Zoster-Neuralgie und chronischen Nervenschmerzen nach Chemotherapie. Da Pregabalin kein reines Schmerzmittel ist – es hilft auch bei epileptischen Krämpfen – wird es als Zusatz-Schmerzmittel bezeichnet *(Seite 91)*. Es kann in Kombination mit anderen Schmerzmitteln eingesetzt werden.

Pregabalin dämpft Angst und Atemnot
Angst *(Seite 22)* ist häufig bei schwerstkranken Patienten anzutreffen. Die belastende Lebenssituation, starke Schmerzen oder Depressionen können chronische Angst erzeugen und Nerven in einen Dauerzustand von Überreizung versetzen. Pregabalin hilft, indem es überaktive Nervenreize dämpft.
Pregabalin hilft auch bei Atemnot *(Seite 23)*, die oft durch Ängste ausgelöst wird.

Pregabalin bei Schlafstörungen
Die Wirkung bei Schlafstörungen *(Seite 78)* geht zurück auf den müde machenden und angstlösenden Effekt von Pregabalin. Durch Dämpfung von Nervenreizen wird eine Distanz zu den Ängsten gewonnen, die als befreiend empfunden wird. Dem natürlichen Schlafbedürfnis wird nicht mehr unterbewusst entgegengearbeitet.

Pregabalin zum Einnehmen
Die Einnahme erfolgt meist 2-mal täglich, morgens und abends.
Pregabalin gibt es als Hartkapseln oder als Lösung zum Einnehmen bei mäßigen Schluckbeschwerden. Es empfiehlt sich, mit geringen Mengen zu starten

und bei Bedarf unter ärztlicher Kontrolle die Dosis langsam zu steigern. So können Nebenwirkungen gering gehalten werden.

Kritische Fragen zu Pregabalin
Was tun bei zu hoher Dosierung?
Eine unbemerkte Überdosierung verstärkt die Nebenwirkungen von Pregabalin.

Was tun, wenn eine Dosis ausgelassen wurde?
Eine versehentlich ausgelassene Dosis können Sie nachträglich einnehmen – aber nicht, wenn bereits Zeit für die nächste Einnahme ist. Eine doppelte Dosis ist zu vermeiden.

Autofahren während der Behandlung?
Pregabalin kann die Konzentrationsfähigkeit herabsetzen und müde machen. Fahren Sie nicht Auto und bedienen Sie keine Maschinen, ehe Sie wissen, wie das Medikament auf Sie wirkt. Wir raten Ihnen in den ersten Wochen nur nach Rücksprache mit dem behandelnden Arzt Auto zu fahren.

Welche Nebenwirkungen sind bei Pregabalin häufig?

Nebenwirkungen	Was hilft dagegen?
Benommenheit, Schläfrigkeit, Gangunsicherheit ➝ meist zu Beginn der Therapie	Beginn mit niedriger Dosierung und langsames Steigern verringert Nebenwirkungen. Schnelles Aufstehen oder Sich-Aufrichten vermeiden. Zu Therapiebeginn kurze Strecken möglichst in Begleitung zurücklegen, z.B. Gang zur Toilette (Sturzgefahr).
Mundtrockenheit	Eventuell wird Ihr Arzt die Dosis reduzieren. Kaugummis kauen. Bonbons oder Eiswürfel lutschen. Mundbefeuchtungsmittel.
Verstopfung	Anwendung eines milden Abführmittels *(Seite 173).*
Wasseransammlungen in den Beinen	Eventuell wird Ihr Arzt die Dosis verringern oder auf ein anderes Medikament umstellen.

Was kann bei gleichzeitiger Anwendung anderer Medikamente passieren?
Die gleichzeitige Anwendung von Schlaf- und Beruhigungsmitteln, Schmerzmitteln und Antidepressiva kann Benommenheit und Schläfrigkeit verstärken.
Die Packungsbeilage beschreibt mögliche Wechselwirkungen ausführlich. Zudem sollten Sie den verschreibenden Arzt über alle Medikamente informieren, die Sie einnehmen.

Alkohol ist zu meiden
Alkoholgenuss während der Einnahme von Pregabalin verstärkt Benommenheit und Schläfrigkeit.

Wenn Pregabalin nicht hilft
Sprechen Sie mit Ihrem Arzt über mögliche Alternativen oder Zusatz-Medikamente.
Bei Nervenschmerzen können je nach Ursache andere Wirkstoffe helfen: Baclofen *(Seite 80)*, Carbamazepin *(Seite 57)*, Dexamethason *(Seite 159)*, Duloxetin *(Seite 31)*, Ketamin *(Seite 122)*, Levomepromazin *(Seite 164)* oder Mirtazapin *(Seite 43)*. Auch Opioide *(Seite 90)* werden bei Nervenschmerzen angewendet.
Abhängig von Krankheitsursache und anderen angewendeten Medikamenten können bei chronischer Angst Duloxetin *(Seite 31)* und Mirtazapin *(Seite 43)* helfen. Lorazepam *(Seite 34)* und Midazolam *(Seite 38)* helfen vor allem bei akuten kurzzeitigen Angstzuständen und Schlafstörungen.

Venlafaxin

Typische Handelsnamen in Deutschland:	z.B. Trevilor®, Venlafaxin®
Palliativmedizinische Einsatzgebiete (inkl. Off-Label-Gebrauch):	Depression, Nervenschmerzen

Venlafaxin hilft bei unterschiedlichen Leiden. Es lindert Depression und kann bei Angst und bestimmten Nervenschmerzen helfen. Ärzte nutzen diese kombinierte Wirkung, aber Depression und Schmerzen können auch unabhängig voneinander auftreten und mit Venlafaxin behandelt werden.

Als Medikament wird es in Form von Venlafaxin-Hydrochlorid eingenommen.

Wie hilft Venlafaxin?

Venlafaxin bei Depression

Venlafaxin reguliert ein Ungleichgewicht von Botenstoffen im Gehirn und wirkt bei Depression *(Seite 24)* mit den Hauptsymptomen Müdigkeit und Antriebslosigkeit. Es wirkt aktivierend, kann die Stimmung aufhellen und dauerhafte Angstzustände lindern.

Venlafaxin bei dauerhaften Nervenschmerzen

Venlafaxin kann die schmerzhemmende Wirkung anderer Schmerzmittel verstärken, es ist ein Zusatz-Schmerzmittel *(Seite 91)*. Wenn andere Zusatz-Schmerzmittel oder nicht-medikamentöse Maßnahmen nicht helfen, wird Venlafaxin eingesetzt. In Studien wurde festgestellt, dass einige Patienten mit Venlafaxin weniger Schmerzen hatten, wenn sie an dauerhaften Nervenschmerzen, an Krankheiten wie diabetischer Polyneuropathie, an Fibromyalgie, an Nervenschmerzen durch Herpes-Zoster-Infektion oder an Schmerzen nach Operationen an der Brust (Postmastektomie) litten.

Wie Sie Venlafaxin anwenden können

Venlafaxin wird oral eingenommen in Form von Tabletten, Retardkapseln oder Retardtabletten.

Venlafaxin beeinflusst zwar relativ rasch die Botenstoffe im Gehirn, dennoch erfordert es Zeit, die Stimmung bei Depression aufzuhellen oder eingefahrene Schmerzbahnen zu dämpfen. Bei regelmäßiger Einnahme werden Schmerzen innerhalb mehrerer Tage bis 2 Wochen gelindert, bei Depression vergehen mindestens 1–4 Wochen, bis ein Effekt zu spüren ist. Nebenwirkungen können allerdings gleich auftreten. So kann es sein, dass am Anfang der Therapie die Nebenwirkungen stärker sind als die Hauptwirkung.

Bei sehr geschwächten und älteren Patienten wird der Arzt sehr vorsichtig die Dosis erhöhen und nur, wenn die Vorteile der Behandlung die Nachteile überwiegen.

Bei Schmerzen werden 37,5–75 mg 1- bis 2-mal täglich eingenommen, bei einmal täglich morgens, sonst morgens und abends. Meist wird auf Retardkapseln oder -tabletten umgestellt, die Venlafaxin verzögert ins Blut abgegeben. Dann genügen meist 75 mg der Retardform am Morgen.

Nach erfolgreicher Behandlung wird Venlafaxin schrittweise abgesetzt. Dies hält den guten Effekt aufrecht und reduziert Nebenwirkungen aufgrund plötzlichen Absetzens.

Kritische Fragen zu Venlafaxin

Was tun bei zu hoher Dosierung?

Bei Einnahme von erheblich höheren Mengen kann es zu Herzrasen, Herzbeschwerden, Schläfrigkeit, Atemproblemen, Krampfanfällen oder Erbrechen kommen. Dann ist sofort der Arzt zu benachrichtigen. Atmung und Herztätigkeit des Patienten werden überwacht, nach Absetzen des Medikaments gehen die Symptome zurück.

Was tun, wenn eine Dosis ausgelassen wurde?

Eine versehentlich ausgelassene Dosis kann nachträglich eingenommen werden – aber nicht, wenn bereits Zeit für die nächste Einnahme ist. Eine doppelte Dosis ist zu vermeiden.

Ein plötzliches Absetzen ist zu vermeiden, da nicht nur die Symptome zurückkehren, sondern sogar zusätzliche Beschwerden auftreten können, z.B. Unruhe, Schweißausbrüche, Übelkeit oder Erbrechen.

Autofahren während der Behandlung?

Venlafaxin kann die Konzentrationsfähigkeit herabsetzen und müde machen. Fahren Sie nicht Auto und bedienen Sie keine Maschinen, ehe Sie wissen, wie das Medikament auf Sie wirkt. Wir raten Ihnen in den ersten Wochen vom Autofahren ab.

Welche Nebenwirkungen sind bei Venlafaxin häufig?

Nebenwirkungen	Was hilft dagegen?
Kopfschmerzen, körperliche Erschöpfung, Schlaflosigkeit	Der Körper gewöhnt sich bei regelmäßiger Einnahme daran.
➜ Besonders zu Beginn der Therapie und bei zu schneller Dosissteigerung	Dosis nur langsam steigern, um den Körper an Nebenwirkungen zu gewöhnen.

Übelkeit, Erbrechen, Mundtrockenheit ➡ Besonders zu Beginn der Therapie	Patienten erhalten wirksame Medikamente gegen Übelkeit und Erbrechen. Bei Mundtrockenheit kann helfen: Kaugummis kauen, Bonbons oder Eiswürfel lutschen oder Mundbefeuchtungsmittel anwenden.
Verstopfung	Anwendung eines milden Abführmittels *(Seite 173)*.

Was kann bei gleichzeitiger Anwendung anderer Medikamente passieren?
Informieren Sie Ihren Arzt über alle Medikamente, die Sie nehmen. Die Packungsbeilage beschreibt mögliche Wechselwirkungen ausführlich.

Die gleichzeitige Anwendung von Venlafaxin mit Amitriptylin *(Seite 26)*, Carbamazepin *(Seite 57)*, Johanniskraut, Mirtazapin *(Seite 43)* oder Tramadol *(Seite 145)* wird nicht empfohlen, da es sonst z.B. zu gesteigertem Bewegungsdrang, Hitzewallungen, Herzrasen, Durchfall, Verwirrtheit oder Fieber kommen kann (Symptome des Serotonin-Syndroms). Auch andere Antidepressiva sollten nur in Absprache mit dem Arzt gleichzeitig eingenommen werden.

Vorsicht bei gleichzeitiger Anwendung von Medikamenten, die ebenso die Herztätigkeit beeinflussen können, z.B. Haloperidol *(Seite 155)*, Levomepromazin *(Seite 164)*, Risperidon *(Seite 19)*, bestimmte Antibiotika und Mittel gegen Pilzerkrankungen. Wenn Herzrhythmusstörungen auftreten, ist der Arzt zu informieren.

Die Wirkung von Venlafaxin kann durch Carbamazepin *(Seite 57)* verändert werden.

Butylscopolamin *(Seite 74)* und Dimenhydrinat *(Seite 152)* können ebenfalls Mundtrockenheit verursachen.

Venlafaxin kann die Bereitschaft für Krampfanfälle *(Seite 56)* erhöhen und so die Wirkung von Medikamenten gegen Krampfanfälle vermindern.

Gegen Kopfschmerzen dürfen keine Mittel gegen Migräne (Triptane) verwendet werden, da der Blutdruck sonst zu stark ansteigen könnte.

Medikamente, die ebenfalls zu Magen-Darm-Blutungen oder Störungen des Blutbilds führen können, sollen nur mit Vorsicht gleichzeitig eingenommen werden. Dazu zählen Diclofenac *(Seite 103)*, Ibuprofen *(Seite 117)*, Methotrexat, Kortison (z.B. *Dexamethason, Seite 159*), Medikamente, welche die Blutgerinnung herabsetzen, z.B. Acetylsalicylsäure, Duloxetin *(Seite 31)* oder Warfarin. Älteren Personen wird von der gleichzeitigen Anwendung dieser Wirkstoffe mit Diclofenac abgeraten, da es häufiger zu unerwünschten Blutungen kommen kann.

Alkohol ist zu meiden
Zur Sicherheit sollte während der Behandlung mit Venlafaxin kein Alkohol getrunken werden, da sowohl Alkohol als auch Venlafaxin das Nervensystem beeinflussen.

Wenn Venlafaxin nicht hilft
Sprechen Sie mit Ihrem Arzt über mögliche Alternativen der Schmerzbehandlung oder Zusatz-Medikamente.

In der Regel werden für die Schmerzen starke Schmerzmittel eingesetzt, z.B. Opioide *(Seite 90)*. Diese können auch bei Nervenschmerzen helfen, insbesondere bei tumorbedingten Schmerzen.

Anstatt Venlafaxin können bei Nervenschmerzen je nach Ursache andere Wirkstoffe helfen: Baclofen *(Seite 80)*, Carbamazepin *(Seite 57)*, Dexamethason *(Seite 159)*, Ketamin *(Seite 122)* oder Levomepromazin *(Seite 164)*. Folgende Wirkstoffe, sind ebenfalls sowohl schmerzlindernd als auch antidepressiv wirksam: Amitriptylin *(Seite 26)*, Duloxetin *(Seite 31)* und Mirtazapin *(Seite 43)*.

Abhängig von der Krankheitsursache und anderen gleichzeitig angewendeten Medikamenten können bei chronischer Angst Amitriptylin *(Seite 26)*, Duloxetin *(Seite 31)* und Mirtazapin *(Seite 43)* helfen. Sie sollen nicht gleichzeitig mit Venlafaxin eingenommen werden. Lorazepam *(Seite 34)* und Midazolam *(Seite 38)* helfen vor allem bei akuten kurzzeitigen Angstzuständen.

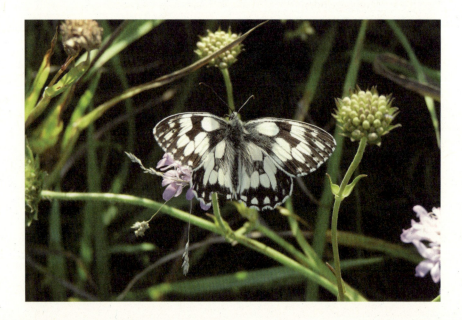

Juckreiz (Pruritus)

Juckreiz kann Patienten sehr stark belasten. Weil die Ursachen so vielfältig sind, ist es oft nicht einfach, ihn zu behandeln.
Nachfolgend mögliche Ursachen – und wie der Juckreiz dann behandelt werden kann:
- Hauttrockenheit
  - ➤ Gute Hautpflege, aber nicht häufiges Waschen mit Seife, sondern mit Wasser und ggf. mit Pflegemitteln, die für den Hauttyp geeignet sind. Die Haut sauber und kühl halten.
  - ➤ Ausreichend trinken
  - ➤ Auf das Raumklima achten: nicht zu warm, nicht zu trocken
- Hautveränderungen, z.B. bei Allergien, Hautpilz, Leber- und Nierenproblemen, zu hohem Kalziumspiegel und Stoffwechselstörungen, vor allem bei Diabetes
  - ➤ Hautpflege, mögliche Juckreizauslöser meiden, z.b. Duftstoffe, Weichspüler, Wolle
  - ➤ Möglichst Behandlung der Krankheit
- Medikamente, vor allem Opioide *(Seite 90)*
  - ➤ Wechsel zu einem anderen Opioid, das seltener Juckreiz auslöst
- Krebs oder die Krebsbehandlung, z.B. Strahlentherapie
  - ➤ Hautpflege oder Medikamente
- Psychische Belastungen, vor allem Ängste und Depression, können Juckreiz erheblich verstärken
  - ➤ Ablenkung, Gespräche, Entspannungstechniken, psychotherapeutische Unterstützung oder Medikamente
- Leberschädigung mit Anstieg von Abbaustoffen
  - ➤ Medikamente, die die Ausscheidung über die Leber verbessern
  - ➤ Hautpflege

Selbst wenn der Juckreiz den Patienten andauernd plagt, sollte er möglichst nicht kratzen, da die Haut schnell verletzt und wund wird. Helfen kann es, die juckenden Stellen leicht zu drücken oder zu reiben. Bei sehr starkem Bedürfnis zu kratzen kann als Stellvertreter ein Gegenstand gekratzt werden. Dadurch kann der Juckreiz nachlassen.

Die Hautpflege muss immer entsprechend des Hauttyps abgestimmt werden. Kühlende Verbände (Obstessigwasser, Retterspitz®, Cool Packs, Auflagen mit Gurkenmus) oder Ganzkörperwaschungen können lindern. Haut beim Abtrocknen nicht reiben, sondern trocken tupfen.

Medikamente sind immer der letzte Versuch gegen Juckreiz. Helfen können

Carbamazepin *(Seite 57)*, Mirtazapin *(Seite 43)*, Haloperidol *(Seite 155)* oder Amitriptylin *(Seite 26)* und weitere Medikamente, die hier nicht aufgeführt sind.

Kraftlosigkeit und Schwäche (Fatigue)

Im Laufe einer Krankheit können Geist und Körper an ihre Grenzen stoßen. Als Folge der Erkrankung und vieler vorausgegangener Belastungen kommt es zu Schwäche, Kraftlosigkeit und Auszehrung (Kachexie, aus dem Griechischen für schlechtes Befinden). Dies kann sehr schnell eintreten. Die häufigsten Ursachen für diese Symptome sind

- Erschöpfung durch ausgedehnte Chemotherapie, viele Arztbesuche und Krankenhausaufenthalte
- Appetitlosigkeit und reduzierte Ernährung
- Schluckstörungen
- Übelkeit und Erbrechen
- AIDS (symptomatische HIV-Infektion)
- Krebs im Endstadium
- Blutarmut
- Medikamente, die müde machen, Übelkeit und Erbrechen hervorrufen oder Mundtrockenheit auslösen

Ganz oft scheitert es einfach am schmerzhaften oder unmöglichen Schlucken von Nahrung. Entzündungen der Schleimhaut oder eine Verengung der Speiseröhre werden dann zur echten Herausforderung. Übelkeit und Erbrechen verschlechtern die Situation erheblich und führen oft zur Verzweiflung bei Patient und dessen Angehörigen.

Trink- oder Sondennahrung kann das gewohnte Essverhalten nicht sofort ersetzen. Zudem können Übelkeit und Erbrechen die Nahrungsverwertung einschränken. Auch bei Chemotherapie kommt es häufig zu Appetitverlust, was ebenso die Nahrungsaufnahme erschwert. Als Folge schreiten Kraftlosigkeit, Schwäche und Abmagerung weiter fort, die bereits durch die Erkrankung bedingt sind.

Auch einige Medikamente können Kraftlosigkeit und Schwäche als Nebenwirkungen verursachen, besonders am Anfang der Therapie. Das sind z.B. stark wirksame Schmerzmittel und Beruhigungsmittel. Der behandelnde Arzt oder der Apotheker geben hier Auskunft.

Die Forderung nach „guter" und gesunder Ernährung ist am Lebensende praktisch nicht umsetzbar und auch nicht zwingend notwendig. Bei Patienten mit schweren, unheilbaren Krankheiten ist das Eingehen auf den Patienten das Wichtigste. „Essen, auf was man Lust hat," ist hier mehr denn je die Devise. Es darf kein Zwang zum Essen bestehen, aber das Angebot muss dennoch geschaffen werden: Kalte und gefrorene Speisen lindern Schmerzen beim Schlucken und reizen Entzündungen nicht zusätzlich. Eis kann den Mund vor einer Mahlzeit leicht betäuben und so als wirkungsvolle Vorspeise dienen. Auch das Lutschen von Eiswürfeln mit Fruchtsäften hilft. Generell gilt: Lieber häufiger kleine Portionen essen, damit der Druck im Magen nicht Übelkeit und Erbrechen fördert. Starke Aromen im Essen sollten vermieden werden. Bei der Auswahl der Lebensmittel sind solche mit hohem Eiweiß- und Nährstoffgehalt zu bevorzugen.

Die Atmosphäre beim Essen spielt eine große Rolle: Ruhe, d.h.: keine Hetze beim Essen, angenehme Sitzposition und wenn möglich ein ansprechend gedeckter Tisch, wirken nicht nur appetitfördernd, sondern verbinden mit dem Leben. Essen ist mehr als nur Nahrungsaufnahme!

Oft wird gelesen, dass Vitaminpräparate appetitanregend wirken. Hinzu kommt, dass Palliativpatienten, die wegen mangelnder Nahrungszufuhr unter Auszehrung leiden, ihren Vitaminbedarf gar nicht ausreichend über die Nahrung decken können. Die fortgeschrittene Krankheit zehrt zusätzlich am Vitaminvorrat. Dennoch ist eine unkontrollierte, längerfristige Vitaminzufuhr nicht zu empfehlen. Zuerst sollte versucht werden, mit kleinen Portionen Obst oder Gemüse, fein püriert, den täglichen Bedarf zu decken. Bei Patienten, die Trinknahrung auf Rezept erhalten, die schon ausreichend mit Vitaminen angereichert ist, entfällt die Sorge um die Suche nach zusätzlichen Vitaminquellen.

Falls Patienten noch fähig sind Nahrung zu sich zu nehmen, dies aber an Übelkeit oder Erbrechen scheitert, gibt es wirksame Medikamente *(Seite 125)*, z.B. Metoclopramid *(Seite 168)* oder Dimenhydrinat *(Seite 152)*. Allerdings kann Dimenhydrinat sehr müde machen und Schwäche verstärken.

Mittel in diesem Ratgeber, die bei Kraftlosigkeit und Schwäche helfen, sind: Cannabinoide *(Seite 98)*, Kortison *(z.B. Dexamethason, Seite 159)* und Mirtazapin *(Seite 43)*.

Krampfanfälle (Epileptische Anfälle)

Patienten am Lebensende oder mit schwerer Erkrankung können vermehrt Krampfanfälle (epileptische Anfälle) erleiden. Solche Anfälle treten vereinzelt auf und dauern Sekunden bis Minuten. Dies ist sehr unangenehm und belastend für die Patienten. Auf Angehörige wirken die Anfälle bedrohlich und verunsichernd.

Epileptische Anfälle sind nicht zu verwechseln mit der chronischen Krankheit „Epilepsie", denn die Anfälle sind bedingt durch eine Grunderkrankung, Medikamente oder operative Eingriffe. Beispielsweise können Krebs, Gehirnmetastasen, erhöhter Hirndruck, ein Ungleichgewicht von Mineralstoffen oder Unterzucker Krampfanfälle verursachen. Manche Medikamente erhöhen die Bereitschaft zu krampfen, z.B.: Clozapin, Haloperidol *(Seite 155),* Tramadol *(Seite 145),* Antidepressiva, z.B. Amitriptylin *(Seite 26),* zu hohe Dosen an Opioid-Schmerzmitteln *(Seite 90)* und manche Mittel gegen Krebs, z.B. Zytostatika wie Cisplatin.

Bei einem Anfall entstehen starke Gehirnimpulse, die nicht steuerbar sind. Der Patient verkrampft und leidet unter Bewusstseinsstörungen. Im Extremfall hält so ein Anfall länger als 5 Minuten an oder ein Anfall folgt rasch dem nächsten. Hier muss schnell gehandelt werden. Als Mittel gegen Krampfanfälle setzen Ärzte bevorzugt Diazepam *(Seite 61)* und Lorazepam *(Seite 34)* ein. Sie helfen im Akutfall bei starken und lang anhaltenden Krämpfen schnell. Ebenfalls helfen können Phenytoin und Valproinsäure.

Wenn Patienten nicht mehr schlucken können und das Einführen von Zäpfchen nicht möglich ist, wird auch Midazolam *(Seite 38)* eingesetzt, das über eine kontinuierliche Infusion verabreicht oder gespritzt werden kann. Midazolam hilft, wenn Anfälle in der Sterbephase gehäuft auftreten.

Carbamazepin *(Seite 57),* Diazepam *(Seite 61),* Levetiracetam *(Seite 65)* und Pregabalin *(Seite 46)* helfen bei Anfällen, wenn der Patient unter Epilepsie leidet. Diese Wirkstoffe helfen auch als Zusatz-Schmerzmittel *(Seite 91).*

Carbamazepin

Typische Handelsnamen in Deutschland:	z.B. Tegretal®, Timonil®, Carbamazepin®
Palliativmedizinische Einsatzgebiete (inkl. Off-Label-Gebrauch):	Epileptische Anfälle, Juckreiz, Schmerzen

Carbamazepin ist ein Mittel gegen Krampfanfälle *(Epilepsie, Seite 56)* und nichtepileptische Anfälle, z.B. bei Multipler Sklerose. Es wird auch als Zusatz-Schmerzmittel *(Seite 91)* eingesetzt und ist im Allgemeinen und besonders in niedriger Dosis gut verträglich.

Wie hilft Carbamazepin?
Carbamazepin hilft bei Anfällen und Schmerzen
Anfälle und Schmerzen sind unkontrollierte Nervenimpulse und brauchen „gut" funktionierende Nervenbahnen, um wahrgenommen zu werden und sich auszubreiten. Carbamazepin schwächt diese Weiterleitung ab.

Carbamazepin hilft auch bei anfallsartigen einschießenden Schmerzen, dauerhaften Nervenschmerzen durch Herpes Zoster (Postherpetische Neuralgie), Trigeminusneuralgie und Polyneuropathie bei Diabetes. Vielen Patienten hilft Carbamazepin bei akuten wie dauerhaften Tumorschmerzen.

Carbamazepin kann Juckreiz lindern
Oft löst eine bösartige Erkrankung quälenden Juckreiz *(Seite 53)* aus. Carbamazepin kann helfen, wenn alle gängigen Therapien versagt haben, z.B. bei Juckreiz durch eine Krebserkrankung des blutbildenden Systems (Multiples Myelom oder Lymphom).

Wie wird Carbamazepin angewendet?
Um Nebenwirkungen so gering wie möglich zu halten, wird Carbamazepin erst in geringer Dosierung angewendet (100 mg/Tag) und die Dosis stufenweise über mehrere Tage bis 2 Wochen bei älteren Patienten gesteigert, bis die Schmerzen erträglich sind. Im Allgemeinen nehmen Sie morgens und abends je 200–800 mg/Tag ein. Die Wirkung ist spürbar, wenn die optimale Dosis erreicht ist. Aufgrund der langsamen Dosissteigerung können daher einige Tage vergehen. Bei Juckreiz werden zweimal täglich je 200 mg eingenommen.

Retardtabletten (oral)
„Retard" heißt „verzögert", d.h.: Carbamazepin in Retardtabletten wird verzögert

über den Darm aufgenommen und kommt dadurch im Körper gleichmäßiger an. Das verringert die Häufigkeit von Nebenwirkungen.

Suspension, Tabletten (oral)
Wenn das Schlucken von Tabletten nur schwer möglich ist, ist die Suspension (fein verteilt in einer Flüssigkeit) zu bevorzugen. Ihr Arzt kann auch vorschlagen, die (Retard-)Tabletten in Wasser zerfallen zu lassen und über eine vorhandene Ernährungssonde zu verabreichen. Wenn die Suspension über die Sonde gegeben wird, muss nach der Gabe der Schlauch gründlich nachgespült werden, z.B. mit Mineralwasser.

Kapseln (rektal)
Wenn Schlucken schlecht oder gar nicht mehr geht, gibt es die Möglichkeit Carbamazepin rektal anzuwenden. Die Tabletten werden zerkleinert, das Pulver wird in Kapseln gefüllt, die Kapseln werden in den After eingeführt. In dieser Form gibt es kein fertiges Arzneimittel, sondern die Apotheke fertigt die Kapseln speziell für den Patienten an *(siehe Off-Label-Gebrauch, Seite 16)*. Die Wirksamkeit hat sich in der Praxis bei Tumorschmerzen gezeigt.

Kritische Fragen zu Carbamazepin
Was tun bei zu hoher Dosierung?
Zeichen für eine starke Überdosierung (4–20 g/Tag) sind verstärkte Nebenwirkungen, vor allem Sehstörungen, Schwindel, Benommenheit, Erregung, Herz- und Atemprobleme. Angehörige sollten dann den behandelnden Arzt sofort benachrichtigen.

Was tun, wenn eine Dosis ausgelassen wurde?
Eine versehentlich ausgelassene Dosis können Sie nachträglich einnehmen – aber nicht, wenn bereits Zeit für die nächste Einnahme ist. Eine doppelte Dosis ist zu vermeiden.

Autofahren während der Behandlung?
Carbamazepin kann die Konzentrationsfähigkeit herabsetzen und müde machen. Vom Autofahren oder Bedienen von Maschinen während der Einnahme von Carbamazepin ist abzuraten, insbesondere bei Behandlungsbeginn und in der Phase der Dosiseinstellung.

Grundsätzlich dürfen Menschen mit Krampfleiden bei Anfallsfreiheit auch unter Einnahme von Mitteln gegen Epilepsie Autofahren. Eine Abklärung mit dem behandelnden Arzt gibt im individuellen Fall Aufschluss.

Welche Nebenwirkungen sind bei Carbamazepin häufig?

Nebenwirkungen	Was hilft dagegen?
Müdigkeit, Schwindel, Gangstörungen, Verwirrtheit und Unruhe (gelegentlich bei älteren Patienten), Kopfschmerzen, Sehstörungen ➔ Besonders zu Beginn der Therapie und bei zu schneller Dosissteigerung	Dosis nur langsam steigern, um den Körper an Nebenwirkungen zu gewöhnen.
Ödeme, Gelenkschmerzen, allergische Hautausschläge, Rötung der Haut, v.a. im Gesicht (Flush) ➔ bei schneller Dosissteigerung häufiger	Dosis nur langsam steigern, um den Körper an Nebenwirkungen zu gewöhnen.
Übelkeit, Erbrechen, Appetitlosigkeit, Mundtrockenheit ➔ Besonders zu Beginn der Therapie	Patienten erhalten wirksame Medikamente gegen Übelkeit und Erbrechen. Bei Mundtrockenheit kann helfen: Kaugummis kauen, Bonbons oder Eiswürfel lutschen oder Mundbefeuchtungsmittel anwenden.

Was kann bei gleichzeitiger Anwendung anderer Medikamente passieren?
Informieren Sie Ihren Arzt über alle Medikamente, die Sie nehmen. Die Packungsbeilage beschreibt mögliche Wechselwirkungen ausführlich.
- Carbamazepin kann die Wirkung vieler Medikamente vermindern, z.B. von Fentanyl *(Seite 108)*, Haloperidol *(Seite 155)*, Levomethadon *(Seite 126)*, Midazolam *(Seite 38)*, Mirtazapin *(Seite 43)*, Nifedipin *(Seite 83)* und Risperidon *(Seite 19)*.
- Carbamazepin kann die Wirkung und Nebenwirkungen von Paracetamol *(Seite 142)* verstärken.
- Phenytoin, Phenobarbital und Primidon können die Wirkung von Carbamazepin verringern.
- Die gleichzeitige Anwendung von Carbamazepin mit Dexamethason *(Seite 159)*, Cannabinoiden *(Seite 98)*, Levetiracetam *(Seite 65)*, Levomepromazin *(Seite 164)*, Venlafaxin *(Seite 49)* oder Valproinsäure kann deren Wirksamkeit verändern und Nebenwirkungen verstärken.
- Die gleichzeitige Anwendung von Carbamazepin mit Amitriptylin *(Seite 26)*, Johanniskraut, Mirtazapin *(Seite 43)*, Tramadol *(Seite 145)* oder Venlafaxin *(Seite 49)* wird nicht empfohlen, da es sonst z.B. zu gesteigertem Bewegungsdrang, Hitzewallungen, Herzrasen, Durchfall, Verwirrtheit oder Fieber kommen kann (Symptome des Serotonin-Syndroms). Auch andere

Antidepressiva sollten nur in Absprache mit dem Arzt gleichzeitig eingenommen werden.
- Die gleichzeitige Anwendung von Carbamazepin mit Morphin *(Seite 133)* oder Levetiracetam *(Seite 65)* sollte nur mit Vorsicht erfolgen, da dies die Wirksamkeit der Wirkstoffe verändert und Nebenwirkungen verstärkt. Die Dosis der Wirkstoffe müsste dann vom Arzt angepasst werden.

Alkohol und Grapefruitsaft sind zu meiden
Carbamazepin setzt die Verträglichkeit von Alkohol herab.

Vom regelmäßigen Genuss von Grapefruits oder Grapefruitsaft wird abgeraten, da die Wirkung von Carbamazepin in unkontrollierbarer Weise verstärkt werden kann.

Wenn Carbamazepin nicht hilft

Sehr viele Patienten sprechen anfangs sehr gut auf das Medikament an, langfristig bleibt diese gute Wirkung bei der Hälfte der Betroffenen erhalten. Falls Carbamazepin nicht mehr helfen sollte, sprechen Sie mit Ihrem Arzt über mögliche Alternativen oder Zusatz-Medikamente.

Bei epileptischen Anfällen helfen alternativ Diazepam *(Seite 61)*, Levetiracetam *(Seite 65)*, Phenytoin, Pregabalin *(Seite 46)* oder Valproinsäure. Als Mittel gegen akute, starke Krampfanfälle setzen Ärzte bevorzugt Benzodiazepine *(Seite 25)* ein: Diazepam, Lorazepam oder Midazolam. Midazolam eignet sich besonders, wenn Anfälle gehäuft in der Sterbephase auftreten. Diazepam wirkt besonders lange, daher kann es nachhaltig müde machen.

Bei Nervenschmerzen können anstelle von Carbamazepin je nach Ursache folgende Wirkstoffe helfen: Baclofen *(Seite 80)*, Dexamethason *(Seite 159)*, Duloxetin *(Seite 31)*, Ketamin *(Seite 122)*, Levetiracetam *(Seite 65)*, Levomepromazin *(Seite 164)*, Mirtazapin *(Seite 43)*, Phenytoin, Pregabalin *(Seite 46)* oder Venlafaxin *(Seite 49)*. Auch Opioide *(Seite 90)* werden bei Nervenschmerzen angewendet.

Oft verstärkt starke Angst die Schmerzempfindung. Alternativ zu Carbamazepin helfen hier die Wirkstoffe Duloxetin *(Seite 31)*, Mirtazapin *(Seite 43)* oder Venlafaxin *(Seite 49)*. Lorazepam *(Seite 34)* und Midazolam *(Seite 38)* helfen vor allem bei akuten kurzzeitigen Angstzuständen und Schlafstörungen.

Diazepam

Typische Handelsnamen in Deutschland:	z.B. Valium®, Diazepam®
Palliativmedizinische Einsatzgebiete (inkl. Off-Label-Gebrauch):	Angst, Atemnot, Krampfanfälle, Unruhe

Diazepam gehört zu den Benzodiazepinen *(Seite 25)* und lindert starke akute oder dauerhafte Anspannung und Erregung, insbesondere wenn Patienten unter Angst leiden. Im Unterschied zu anderen Medikamenten gegen Unruhe erhöht Diazepam nicht die Bereitschaft für Krampfanfälle, deshalb wird es bei Patienten eingesetzt, die zu Krampfanfällen neigen.

Wie hilft Diazepam?
Diazepam dämpft Krampfanfälle und lindert Angst und Unruhe
Diazepam verstärkt die Wirkung des körpereigenen nervendämpfenden Systems und bremst überaktive Nerven aus. Es lindert damit Symptome, die durch Angst *(Seite 22)* und Unruhe *(Seite 172)* entstehen: Es dämpft Krampfanfälle und unkontrollierte Muskelbewegungen *(Seite 56)* und lindert auch Schmerzen *(Seite 86)*, die durch Muskelverspannung entstehen. Am Lebensende kann es helfen, wenn eine starke Unruhe vorherrscht: Die Wahrnehmung belastender Momente wird dadurch gedämpft.

Weitere Wirkungen
Bei einem dauerhaften Husten, dessen Ursachen nicht mehr mit anderen Maßnahmen behandelbar sind, kann eine Therapie mit Diazepam versucht werden.
Auch bei Übelkeit und Erbrechen *(Seite 149)* infolge einer Chemotherapie kann Diazepam helfen, weil es Angstzustände lindert.
Bei Husten, Übelkeit und Erbrechen wird Diazepam off-label eingesetzt *(Seite 16)*.

Wie Sie Diazepam anwenden können
Diazepam wird bei Palliativpatienten oft bei Bedarf angewendet, z.B. in Krisensituationen. Die Wirkung setzt nach ca. 15 Minuten ein und hält einige Stunden an. Wenn Diazepam länger als 5 Tage hintereinander angewendet wird, wirkt es viel länger und führt zu Tagesmüdigkeit, weil es lange im Körper bleibt. Das ist insbesondere bei älteren Patienten der Fall.

Tabletten, Tropfen zum Einnehmen (oral)
Tabletten oder Tropfen sind optimal, wenn keine Schluckstörungen vorliegen. Ansonsten können verriebene Tabletten oder Tropfen auch über eine Ernährungsson-

de aufgenommen werden. Bei starker Angst werden im Allgemeinen 2,5–10 mg einmalig zur Nacht eingenommen.

Spritze/Tropf in die Vene (intravenös) oder in den Muskel (intramuskulär)
Bei plötzlich auftretenden Krampfanfällen hilft Diazepam schnell als Injektion in die Vene. Intramuskulär wird Diazepam seltener gespritzt, weil es etwas schmerzvoller ist und langsamer wirkt als die intravenöse Anwendung.

Rektallösung oder Zäpfchen zum Einführen in den After (rektal)
Die rektale Anwendung erfolgt bei Schluckproblemen oder wenn eine Spritze nicht möglich ist. Bei Anfallsleiden und Krampfanfällen werden 10 mg rektal angewendet, bei wiederholter Anwendung maximal 30 mg pro Tag.

Kritische Fragen zu Diazepam
Was tun bei zu hoher Dosierung?
Eine Überdosierung von Diazepam verstärkt dessen Nebenwirkungen. Folgen sind Verwirrtheit, Gedächtnisstörungen, Übelkeit, Sehprobleme, Atemprobleme und bei sehr hoher Überdosierung Bewusstseinsstörungen bis hin zu Koma. Angehörige sollten den behandelnden Arzt sofort benachrichtigen. Die Atmung des Patienten wird überwacht, nach Absetzen des Medikaments gehen die Symptome stetig zurück.

Was tun, wenn eine Dosis ausgelassen wurde?
Eine versehentlich ausgelassene Dosis kann nachträglich eingenommen werden – aber nicht, wenn bereits Zeit für die nächste Einnahme ist. Eine doppelte Dosis ist zu vermeiden.

Autofahren während der Behandlung?
Grundsätzlich dürfen Menschen mit Krampfleiden Auto fahren, wenn sie anfallsfrei sind – auch wenn sie Medikamente gegen Epilepsie einnehmen. Diazepam kann die Konzentrationsfähigkeit aber herabsetzen und länger anhaltend müde machen. Vom Autofahren oder Bedienen von Maschinen während der Einnahme von Diazepam ist abzuraten.

Welche Nebenwirkungen sind bei Diazepam häufig?

Nebenwirkungen	Was hilft dagegen?
Müdigkeit, Schläfrigkeit	Möglichst abends einnehmen und nicht regelmäßig anwenden. Alternative: Lorazepam *(Seite 34)*.

Benommenheit, Unkonzentriertheit, Schwindel, Störungen der Bewegungskoordination (Achtung: Sturzgefahr)	Möglichst abends einnehmen. Der behandelnde Arzt wird die Dosis eventuell verringern. Schnelles Aufstehen oder Sich-aufrichten ist zu vermeiden.
Blutdruckabfall (Achtung: Sturzgefahr), Verlangsamung der Atemtätigkeit	Der behandelnde Arzt wird die Dosis eventuell verringern. Möglichst liegen und kurze Strecken, z.B. Gang zur Toilette, nur in Begleitung anderer zurücklegen. Im Schock oder Koma wird Diazepam nicht über die Vene verabreicht, da sonst der Blutdruck abfallen kann und das Atmen erschwert wird.

Kann Diazepam süchtig machen?
Unkontrollierter regelmäßiger Gebrauch kann zwar süchtig machen, in der Palliativversorgung ist das Risiko aber vernachlässigbar. In der Regel erhalten Patienten Diazepam nur, wenn die ärztliche Betreuung hoch ist und der Nutzen deutlich höher ist als das Suchtrisiko.

Wenn Sie das Medikament plötzlich (anstatt langsam) absetzen, kann das zu Absetzsymptomen führen, z.B. Schlafstörungen, schwere Angst- und Spannungszustände, starke Erregung mit innerer Unruhe oder Krampfanfällen.

Kann Diazepam in der Sterbephase den Eintritt des Todes beschleunigen?
Nein, bei sachgemäßem Gebrauch beschleunigt Diazepam den Eintritt des Todes nicht. Im Vordergrund der Behandlung stehen die Entspannung der Krisensituation und die Beruhigung des Patienten bei starkem Leiden und Schmerzen.

Was kann bei gleichzeitiger Anwendung anderer Medikamente passieren?
Informieren Sie Ihren Arzt über alle Medikamente, die Sie nehmen. Die Packungsbeilage beschreibt mögliche Wechselwirkungen ausführlich.

Viele Medikamente verstärken den müdemachenden Effekt von Diazepam: Schlafmittel, Antidepressiva, Mittel gegen Muskelverspannung und bestimmte Schmerzmittel machen ebenfalls müde und schläfrig.

Diazepam kann die blutdrucksenkende Wirkung von Mitteln gegen Bluthochdruck verstärken.

Alkohol und Grapefruitsaft sind zu meiden
Alkohol und Diazepam verstärken sich gegenseitig in ihren Wirkungen und Nebenwirkungen. Auch Grapefruitsaft kann Wirkung und Nebenwirkungen verstärken und sollte deshalb nicht getrunken werden.

Wenn Diazepam nicht hilft
Sprechen Sie mit dem behandelnden Arzt über mögliche Alternativen oder Zusatz-Medikamente. Bei starken Atemproblemen, starker Depression oder einem Glaukom ist Diazepam nicht zu empfehlen.

Bei Atemnot kann ein niedrig dosiertes Opioid *(Seite 90)* helfen, wenn dies nicht schon gegen Schmerzen angewendet wird. Bei Kombination von Opioiden mit Diazepam ist der müdemachende Effekt zu beachten.

Bei starker Unruhe kann Levomepromazin *(Seite 164)* helfen. Es verursacht weniger Schläfrigkeit und Benommenheit als Benzodiazepine *(Seite 25)*.

Bei starker Unruhe am Lebensende kann alternativ Midazolam *(Seite 38)* helfen. Bei Besserung der Unruhe und nach Absetzen des Medikaments schwindet die Müdigkeit schneller als nach der Therapie mit Diazepam.

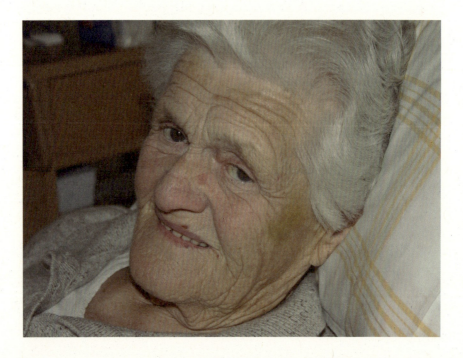

Levetiracetam

Typische Handelsnamen in Deutschland:	z.B. Keppra®, Levetiracetam®
Palliativmedizinische Einsatzgebiete (inkl. Off-Label-Gebrauch):	Krampfanfälle, Schmerzen

Levetiracetam ist ein Mittel gegen Epilepsie, ein sogenanntes Antiepileptikum. In der Palliativversorgung wird es erfolgreich bei verschiedenen Formen von Krampfanfällen *(Seite 56)* eingesetzt. Levetiracetam wirkt an verschiedenen Stellen im Nervensystem mit dem Ziel, die übertriebene und nicht steuerbare Aktivität von Nerven bei Anfällen zu vermindern.

Wie hilft Levetiracetam?

Levetiracetam lindert Krampfanfälle
Levetiracetam wirkt ähnlich wie Pregabalin *(Seite 46)* und Diazepam *(Seite 61)*: Es stärkt die Wirkung von Botenstoffen, die Nerven beruhigen, und drosselt die Aktivität der Blutsalze Kalzium und Kalium, die Nervenimpulse weiterleiten.

Levetiracetam lindert daher Krampfanfälle und Muskelzuckungen bei vielfältigen Formen der Epilepsie und kann auch bei epileptischen Anfällen helfen, die durch Gehirntumore ausgelöst werden.

Levetiracetam lindert Schmerzen
In der Schmerztherapie kombinieren Ärzte bewusst verschiedene Wirkstoffe, die das Schmerzbewusstsein an unterschiedlichen Stellen verändern. Levetiracetam kann als Zusatz-Schmerzmittel eingesetzt werden, um das Empfinden von Schmerzen zu reduzieren *(Seite 91)*.

Wie Sie Levetiracetam anwenden können

Bei älteren Patienten bleibt Levetiracetam länger im Körper, weil es langsamer über die Nieren ausgeschieden wird. Ärzte dosieren dann besonders vorsichtig.

Es kann auch dann eingesetzt werden, wenn Patienten eine leichte bis mittelschwere Leberfunktionsstörung haben. Bei schwerer Leberfunktionsstörung sollte das Medikament nicht angewendet werden.

Tabletten, Tropfen zum Einnehmen (oral)
Die Dosis wird langsam bis zur Anfallsfreiheit gesteigert. In der Regel wird das Medikament morgens und abends eingenommen, z.B. 2 x 500 mg pro Tag.

Wenn das Schlucken schwer fällt und bereits eine Ernährungssonde da ist, kann die Lösung auch über die Sonde gegeben werden.

Spritze/Tropf in die Vene (intravenös) oder in den Muskel (intramuskulär)
Die intravenöse Anwendung eignet sich für akute Anfälle.

Die intramuskuläre Anwendung ist möglich, wird aber seltener durchgeführt, weil sie etwas schmerzvoller ist und langsamer wirkt als die intravenöse Anwendung.

Spritze/Tropf in das Unterhautfettgewebe (subkutan)
Levetiracetam kann auch subkutan verabreicht werden, wenn weder das Schlucken noch die Verabreichung über eine Vene funktionieren. Dabei wird Levetiracetam über eine Art „Gewebetropf" alleine oder zusammen mit anderen Medikamenten ins Fettdepot unter der Haut verabreicht. Das Fettgewebe gibt dann Levetiracetam kontinuierlich ins Blut ab, mehrmaliges Spritzen entfällt. Die subkutane Anwendung ist ein Off-Label-Gebrauch *(Seite 16)*.

Kritische Fragen zu Levetiracetam
Was tun bei zu hoher Dosierung?
Die Tagesdosis liegt bei 1000–3000 mg. Bei Überdosierung wird das Risiko von Nebenwirkungen erhöht. Im äußersten Fall treten verstärkt Schläfrigkeit, Unruhe bis hin zu Bewusstseinsstörungen auf. Der behandelnde Arzt sollte dann verständigt werden. Das Medikament wird abgesetzt und der Patient im Falle von Atemproblemen beatmet.

Was tun, wenn eine Dosis ausgelassen wurde?
Eine versehentlich ausgelassene Dosis kann nachträglich eingenommen werden – aber nicht, wenn bereits Zeit für die nächste Einnahme ist. Eine doppelte Dosis ist zu vermeiden.

Medikamente gegen Epilepsie sollten nicht plötzlich abgesetzt werden, da sonst das Risiko von Krampfanfällen wieder ansteigt.

Autofahren während der Behandlung?
Grundsätzlich dürfen Menschen mit Krampfleiden bei Anfallsfreiheit auch unter Einnahme von Mitteln gegen Epilepsie Autofahren. Levetiracetam kann jedoch die Konzentrationsfähigkeit herabsetzen und müde machen. Vom Autofahren oder Bedienen von Maschinen während der Einnahme von Levetiracetam ist abzuraten, insbesondere bei Behandlungsbeginn und in der Phase der Dosiseinstellung.

Welche Nebenwirkungen sind bei Levetiracetam häufig?

Nebenwirkungen	Was hilft dagegen?
Schläfrigkeit, Schwindel, körperliche Schwäche, Muskelzittern, Kopfschmerzen, Seh- und Sprachstörungen ➜ in der Einstellungsphase, meist bei zu schneller Dosissteigerung	Langsames Eindosieren verringert diese Symptome. Eventuell wird Ihr Arzt die Dosis verringern.
Angst, Aggression, Bauchschmerzen, Übelkeit, Erbrechen, Husten, Juckreiz	Eventuell wird Ihr Arzt die Dosis verringern. Wenn diese Symptome nicht zurückgehen, wird Ihr Arzt auf ein individuell besser verträgliches Medikament umsteigen.

Was kann bei gleichzeitiger Anwendung anderer Medikamente passieren?
Informieren Sie Ihren Arzt über alle Medikamente, die Sie nehmen. Die Packungsbeilage beschreibt mögliche Wechselwirkungen ausführlich.

- Weil Levetiracetam mit anderen Wirkstoffen gut verträglich ist, gibt es bei Anwendung mehrerer Medikamente wenige bis keine Wechselwirkungen.
- Viele Medikamente verstärken den müdemachenden Effekt von Levetiracetam: Schlafmittel, Antidepressiva, Mittel gegen Muskelverspannung und bestimmte Schmerzmittel machen ebenfalls müde und schläfrig.
- Die gleichzeitige Anwendung von Carbamazepin *(Seite 57)* oder Morphin *(Seite 133)* kann die Wirksamkeit verändern und Nebenwirkungen verstärken. Die Dosis von Levetiracetam wird vom Arzt dann angepasst.
- Schmerzmittel vom Typ NSAID *(Seite 89)* und Bluthochdruckmittel (z.B. Ramipril) können bei längerer Einnahme die Nierenfunktion verschlechtern, sodass Levetiracetam schlechter aus dem Körper ausgeschieden wird. Bei Auftreten stärkerer Nebenwirkungen von Levetiracetam ist der behandelnde Arzt zu verständigen.
- Bestimmte Medikamente erhöhen die Bereitschaft für Krampfanfälle und verringern so die antiepileptische Wirkung von Levetiracetam, z.B. Haloperidol *(Seite 155)*, Tramadol *(Seite 145)* und bestimmte Antidepressiva *(Seite 24)*.

Alkohol und Levetiracetam

Zur Sicherheit sollte während der Behandlung mit Levetiracetam kein Alkohol getrunken werden. Alkohol kann wie Levetiracetam die Aufmerksamkeit herabsetzen. Bei vielen Patienten wird auch die Verträglichkeit von Alkohol herabsetzt. Allerdings gibt es hier keine eindeutigen Empfehlungen. Ein Gespräch mit dem behandelnden Arzt gibt Aufschluss.

Wenn Levetiracetam nicht hilft

Anstelle von Levetiracetam können andere Medikamente gegen Epilepsie helfen: Carbamazepin *(Seite 57)*, Phenytoin, Pregabalin *(Seite 46)* und Valproinsäure. Carbamazepin und Pregabalin werden wie Levetiracetam auch zur Schmerzbehandlung eingesetzt.

Bei starken akuten Krampfanfällen setzen Ärzte Benzodiazepine *(Seite 25)* ein: Wenn Patienten nicht mehr schlucken können, kann Diazepam *(Seite 61)* in Form einer Lösung oder als Zäpfchen in den After eingeführt werden. Wenn das Einführen in den After nicht möglich ist, gibt es Midazolam *(Seite 38)*, das über eine kontinuierliche Infusion verabreicht werden kann. Midazolam hilft vor allem dann, wenn Anfälle in der Sterbephase gehäuft auftreten.

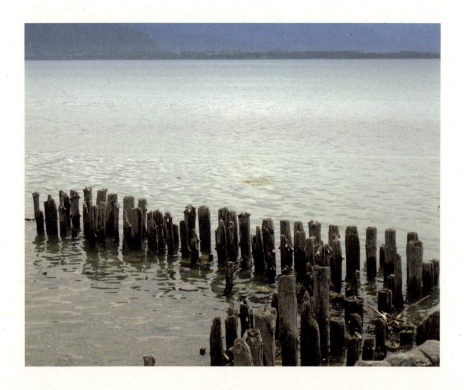

Mundpilz (Soor, Kandidiasis)

Soor ist ein Pilzbefall der Mundschleimhaut. Der Mund ist wund mit weißlichem „Belag". Palliativpatienten sind häufiger betroffen als Gesunde, weil das Abwehrsystem geschwächt und die Mundschleimhaut angegriffen ist.

Pilze kommen praktisch überall vor, können sich aber meist nur dann auf oder im Körper einnisten und ausbreiten, wenn die Körperabwehr geschwächt ist, z.B. durch

- Reizung bzw. Entzündung der Haut oder Schleimhaut,
- schwere Krankheit,
- Chemotherapie, Strahlenbehandlung oder
- Medikamente, z.B. Dexamethason *(Seite 159)* oder Antibiotika.

Durch Mundtrockenheit oder eine unzureichend behandelte Zuckererkrankung (Diabetes) kann im Mund ein optimaler Nährboden für Keime entstehen.

Beschwerden äußern sich meist durch Brennen, Schmerzen und Schluckbeschwerden. Wirksam ist eine konsequente Mundpflege, insbesondere wenn sie vorbeugend durchgeführt wird. Sie entzieht dem Pilz seinen Nährboden im Mund. Wenn die Pflege von einer Betreuungsperson ausgeführt wird, sollte die Intimsphäre des Patienten geachtet werden. Im Idealfall wird die Pflege als angenehm empfunden.

Soor sollte unbedingt behandelt werden, denn während der Pilz im Mund relativ harmlos, aber lästig ist, kann seine Ausbreitung auf die inneren Organe vor allem für ältere, kranke Menschen lebensgefährlich sein. Die Pilzerkrankung lässt sich durch Anwendung von Antipilzmitteln *(Antimykotika, z.B. Nystatin Seite 70)*, Desinfektionsstoffen und speziellen Reinigungsmitteln behandeln oder heilen.

Nystatin

Typische Handelsnamen in Deutschland:	z.B. Candio-Hermal®, Moronal®, Nystatin®
Palliativmedizinische Einsatzgebiete (inkl. Off-Label-Gebrauch):	Pilzinfektion (Soor)

Nystatin ist ein Antipilzmittel (Antimykotikum). Es tötet Pilze ab, die sich unter bestimmten Bedingungen in Mund, Rachen, Speiseröhre, Magen und Darm und auf der Haut ausbreiten können.

Nystatin gegen Pilzinfektion
Nystatin wirkt hauptsächlich gegen den Hefepilz Candida, der im Mund-Rachen-Bereich Mundsoor bzw. Mundpilz auslöst *(Seite 69)*.

Wie wird Nystatin angewendet?
Nystatin wird mehrfach täglich über einige Wochen angewendet. Innerhalb weniger Tage bessern sich die Beschwerden deutlich. Um einen Rückfall zu vermeiden, wird das Medikament mindestens zwei Tage länger verwendet als Beschwerden da sind.

Wenn Sie eine Zahnprothese tragen, sollten Sie diese vor der Behandlung entfernen. Die Pflege und Desinfektion der Prothese ist entscheidend für den Behandlungserfolg.

Zum Einnehmen (oral): Filmtabletten, Dragees, Suspension/Tropfen
Nehmen Sie Nystatin ca. 1–2 Stunden nach dem Essen ein, damit es die Oberfläche der Schleimhäute in Mund-Magen-Darm erreicht und lange genug einwirken kann. Da oft sowohl Mund als auch Magen und Darm befallen sind, sollten zu den Tabletten auch Mundsuspension oder Mundgel angewendet werden.

Anwendung im Mund: Mundgel, Mundsuspension
Bei Mundpilz wird die Suspension oder das Mundgel vor dem Schlucken so lange wie möglich im Mund behalten, da Nystatin nur dort Pilzkeime abtötet, wo es lange genug einwirkt. Bei starker Mundtrockenheit kann es angenehm sein, die Suspension in runde Eiskugelformen einzufrieren und nach entsprechender ärztlicher Anweisung zu lutschen.

Äußerliche Anwendung: Vaginaltabletten und Vaginalzäpfchen/Ovula (vaginal), Creme, Paste und Salbe (dermal)
Nystatin wirkt auch auf der Oberfläche der Genitalschleimhaut. Bei Frauen werden zusätzlich Tabletten oder Zäpfchen vaginal eingeführt. Die genaue Einhaltung der

Therapie (Dauer und Dosierung) und eine konsequente Intimpflege sind entscheidend für einen guten Behandlungsverlauf.

Außerdem gibt es auch weitere Zubereitungen wie Creme, Paste oder Salbe, die alle äußerlich auf die Haut aufgetragen werden und lokal die Pilzinfektion bekämpfen.

Kritische Fragen zu Nystatin
Was tun bei zu hoher Dosierung?
Nystatin ist ein großes Wirkstoffmolekül und wird daher kaum vom Körper aufgenommen. Es wirkt auf der Oberfläche von Haut und Schleimhäuten (Mund, Rachen, Magen, Darm). Eine Überdosierung kann eventuell mehr Nebenwirkungen auslösen.

Was tun, wenn eine Dosis ausgelassen wurde?
Eine versehentlich ausgelassene Dosis können Sie nachträglich anwenden – aber nicht, wenn bereits Zeit für die nächste Anwendung ist. Eine doppelte Dosis bringt nicht mehr Erfolg.

Welche Nebenwirkungen sind bei Nystatin häufig?
Nystatin kann gerade zu Beginn der oralen Behandlung Magendrücken, Übelkeit, Erbrechen oder Durchfall auslösen. Die Nebenwirkungen können Symptome einer erfolgreichen Pilzbekämpfung sein, wenn z.B. Abbauprodukte des Pilzbelags Darmreizungen verursachen.

Das Medikament sollte nur bei äußerst unangenehmen Beschwerden und nur nach Rücksprache mit dem Arzt abgesetzt werden.

Was kann bei gleichzeitiger Anwendung anderer Medikamente passieren?
Es sind keine schwerwiegenden Wechselwirkungen bekannt.

Wenn Nystatin zu Durchfall führt, kann es sein, dass bestimmte Medikamente nicht mehr ausreichend vom Körper aufgenommen werden können.

Die gleichzeitige Anwendung von Nystatin im Mund und einer antientzündlichen Gurgellösung mit Chlorhexidin ist zu vermeiden, da eine schwerlösliche Verbindung entstehen kann, die beide Medikamente in ihrer Wirkung abschwächt. Es wird empfohlen, erst Chlorhexidin anzuwenden und mindestens eine Stunde später Nystatin.

Informieren Sie Ihren Arzt über alle Medikamente, die Sie nehmen. Die Packungsbeilage beschreibt mögliche Wechselwirkungen ausführlich.

Wenn Nystatin nicht hilft
Wichtig ist eine konsequente und längerfristige Behandlung, die zum Absterben aller Pilzkolonien führt. Zeitgleich ist eine gründliche Mundpflege durchzuführen.

Wenn die Behandlung im Magen-Darm-Bereich nicht anschlägt, weiß der behandelnde Arzt Rat, denn es gibt noch andere Antipilzmittel, die bei unterschiedlichen Pilzarten eingesetzt werden.

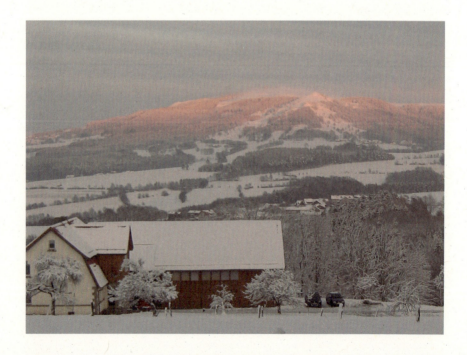

Rasselatmung

Eine geräuschvolle, rasselnde Atmung, oft verbunden mit Veränderungen der Atmung wie längeren Atempausen, ist ein deutliches Zeichen für den nahenden Tod. Sie tritt bei mehr als der Hälfte der Sterbenden auf, deshalb nennt man es oft „Todesrasseln".

Ursache ist meist, dass der Patient zu schwach ist, Sekret abzuhusten oder Speichel zu schlucken. Geringe Mengen eingedickter Flüssigkeit sammeln sich im Bereich der Stimmritze und es rasselt, wenn die Atemluft vorbeistreicht. Die Rasselatmung ist also kein Zeichen von Atemnot. Dennoch klingt das Symptom für andere quälend und macht vor allem Angehörigen Angst. Patienten selbst nehmen das Rasseln kaum wahr. Das zeigt sich auch darin, dass sie ruhig bleiben (was bei Atemnot nicht der Fall wäre).

Pflegetipps bei Rasselatmung

Um die Rasselatmung zu lindern, kann der Patient höher gelagert oder der Mund trockengetupft werden, wenn viel Speichel da ist. Auf das Absaugen des Sekrets sollte in den letzten Lebensstunden auf jeden Fall verzichtet werden. Es ist quälend, kann Schmerzen verursachen und regt die Schleimproduktion weiter an.

Patienten mit Rasselatmung sollte man nicht mehr zum Trinken nötigen, in der Regel haben sie ohnehin keinen Durst. Eine gute Mundpflege ist umso wichtiger. Auch die künstliche Flüssigkeitszufuhr sollte reduziert oder ganz beendet werden.

Medikamente bei Rasselatmung

Unter Umständen können Medikamente helfen, insbesondere Butylscopolamin *(Seite 74)*. Es hilft, indem es Speichel und Luftröhrensekret vermindert. Es sollte frühzeitig bei ersten Symptomen eingesetzt werden, denn es hat keinen Einfluss auf bereits vorhandenen Speichel oder Schleim.

Butylscopolamin

Typische Handelsnamen in Deutschland:	z.B. Buscopan®, Butylscopolamin®
Palliativmedizinische Einsatzgebiete (inkl. Off-Label-Gebrauch):	Darmverschluss, krampfartige Schmerzen, Rasselatmung, Verschleimung

Butylscopolamin löst Krämpfe und hemmt die Speichel- und Schleimproduktion im Mund-Rachen-Bereich und in den Bronchien.

Butylscopolamin ist dem pflanzlichen Wirkstoff Scopolamin ähnlich und wurde so verändert, dass es nicht mehr wie Scopolamin müde macht. In Medikamenten heißt der Wirkstoff Butylscopolaminiumbromid. Aber auch Scopolamin ist in der Palliativversorgung sehr wichtig.

Wie hilft Butylscopolamin?
Der körpereigene Botenstoff Acetylcholin ist u.a. verantwortlich für Krämpfe und verstärkte Speichelproduktion, sogenannte „cholinerge" Effekte. Butylscopolamin wirkt anticholinerg und blockiert die Wirkung des Acetylcholins *(Seite 18)*.

Butylscopolamin bei Krämpfen und Schmerzen
Butylscopolamin löst Verkrampfungen des Magen-Darm-Bereichs, der Gallenwege, der Bronchien und der Harnwege. Die glatte Muskulatur dieser Organe kann sich so wieder entspannen. Indirekt wirkt Butylscopolamin damit auch gegen kolikartige Schmerzen und wird deshalb als Zusatz-Schmerzmittel *(Seite 91)* eingestuft.

Butylscopolamin bei Darmverschluss (Ileus)

Es gibt zwei Arten von Darmverschluss:
Mechanischer Darmverschluss
Der Darm selbst ist „verschlossen", so dass nichts mehr durchgeht. Das passiert z.B. durch Entzündungen im Magen-Darm-Bereich, durch Krebswucherungen im oder um den Darm (Darmkrebs, Eierstockkrebs) und durch Bestrahlung des Bauchraums.

Paralytischer Darmverschluss
Eine komplette Verstopfung durch eine funktionelle Störung des Darms, also eine Darmlähmung, z.B. durch Opioide *(Seite 90)* verursacht.

Bei beiden Formen kommt es auch zu Verdauungsbeschwerden, Schmerzen, Blähungen und oft zu Übelkeit und Erbrechen *(Seite 149)*.

Butylscopolamin hilft bei mechanischem Darmverschluss, wenn eine Operation nicht mehr möglich ist: Es drosselt die übersteigerte, sinnlose Darmbewegung und mindert die Schleimproduktion im Dünndarm. Der verschlossene Darm wird damit entspannt und beruhigt.

Butylscopolamin lindert zudem Übelkeit und Erbrechen infolge des Darmverschlusses: Die Hemmung der Schleimproduktion in Magen und Dünndarm vermindert den Druck in Richtung Magen und Speiseröhre und die Lähmung der Magen-Darm-Bewegung unterdrückt die Stimulierung des Brechvorgangs.

Butylscopolamin bei Rasselatmung
Butylscopolamin hilft bei Rasselatmung *(Seite 73),* indem es Speichelfluss und Trachealsekret vermindert.

Dies ist ein Off-Label-Gebrauch des Wirkstoffs *(Seite 16).* Butylscopolamin sollte frühzeitig bei ersten Symptomen eingesetzt werden, denn es hat keinen Einfluss auf bereits vorhandenen Speichel und Schleim.

Wie Sie Butylscopolamin anwenden können
Butylscopolamin wird bei Bedarf oder regelmäßig angewendet. Der Körper nimmt es in Form von Spritzen besser auf als wenn der Patient es schlucken muss. Zudem können viele Patienten keine Tabletten mehr schlucken. Die Wirkung hält abhängig von Anwendungsgebiet und Anwendungsform 1–8 Stunden an.

Spritze/Tropf in das Unterhautfettgewebe (subkutan)
Butylscopolamin gelangt mit einer Spritze (2- bis 4-mal am Tag) oder über eine Art „Gewebe-Tropf" alleine oder zusammen mit anderen Medikamenten ins Fettdepot unterhalb der Haut. Es wirkt nach wenigen Minuten. Häufig wird der Gewebetropf angelegt, er gibt Butylscopolamin kontinuierlich ins Blut ab, mehrmaliges Spritzen entfällt.

Spritze/Tropf in die Vene (intravenös) oder den Muskel (intramuskulär)
Butylscopolamin-Spritze (intravenös, intramuskulär) oder -Infusion (intravenös) sind seltener. Intravenös tritt die Wirkung nach wenigen Minuten, intramuskulär nach ca. 20 Minuten ein.

Zäpfchen (rektal)
Zäpfchen sind wie Spritzen eine gute Alternative, wenn die orale Einnahme unmöglich ist. Sie werden 3- bis 4-mal täglich in den After eingeführt. Die Wirkung beginnt nach ca. 10 Minuten. Zäpfchen gibt es auch kombiniert mit dem Schmerzmittel Paracetamol *(Seite 142).*

Dragees, Filmtabletten (oral)
Filmtabletten gibt es nur als Kombinationsmedikament mit dem Schmerzmittel Paracetamol *(Seite 142)*. Sie nehmen 2- bis 3-mal am Tag eine Tablette (kombiniert mit Paracetamol) oder ein Dragee ein. Die Wirkung beginnt nach 10–30 Minuten.

Scopolamin-Pflaster
Das pflanzliche Scopolamin wird gegen die sogenannte Reisekrankheit eingesetzt, also gegen Übelkeit und Erbrechen bei längeren Autofahrten oder bei Kreuzfahrten. Hierfür wurde ein spezielles Pflaster entwickelt, das z.B. unauffällig hinter das Ohr geklebt wird.

Da Scopolamin und Butylscopolamin viele gemeinsame Wirkungen haben, kann Scopolamin auch gegen das Rasseln verwendet werden. Man beginnt mit einem Pflaster und kann bis drei steigern.

Kritische Fragen zu Butylscopolamin
Was tun bei zu hoher Dosierung?
Sprechen Sie mit Ihrem Arzt, wenn Sie zu viel eingenommen haben. Eine Überdosierung verstärkt die Nebenwirkungen.

Was tun, wenn eine Dosis ausgelassen wurde?
Eine versehentlich ausgelassene Dosis können Sie nachträglich anwenden – aber nicht, wenn bereits Zeit für die nächste Anwendung ist. Eine doppelte Dosis ist zu vermeiden.

Welche Nebenwirkungen sind bei Butylscopolamin häufig?
Die Nebenwirkungen entstehen (wie die erwünschte Wirkung) durch Hemmung des Botenstoffs Acetylcholin (anticholinerge Effekte, *Seite 18)*: Mundtrockenheit, Durstgefühl, Harnverhalt, Verstopfung, Sehstörungen, Herzrhythmusstörungen oder Herzrasen. Eine Dosisreduktion kann die Symptome mildern. Bei Verstopfung wird ein mildes Abführmittel verschrieben, vorausgesetzt es liegt kein Darmverschluss vor.

Was kann bei gleichzeitiger Anwendung anderer Medikamente passieren?
Die Packungsbeilage beschreibt mögliche Wechselwirkungen ausführlich. Informieren Sie Ihren Arzt über alle Medikamente, die Sie anwenden.
- Die Wirkung von Butylscopolamin und Metoclopramid *(Mittel gegen Übelkeit und Erbrechen, Seite 151)* heben sich gegenseitig auf.
- Antidepressiva, Dimenhydrinat *(Seite 152)* und Butylscopolamin verstär-

ken sich in ihren anticholinergen Wirkungen und Nebenwirkungen *(Seite 18)*. Zu beachten ist die Auslösung von Mundtrockenheit.

Wenn Butylscopolamin nicht hilft
Sprechen Sie mit Ihrem Arzt über mögliche Alternativen oder Zusatz-Medikamente.
Bei Schmerzen wird alternativ Metamizol *(Seite 129)* verschrieben.
Die Kombination mit Dexamethason *(Seite 159)* kann helfen bei:
Schwellungen und Stauungen (Ödeme) als Ursache von Schmerzen, Krämpfen oder einem Darmverschluss. Dadurch verbessert sich die Darmfunktion (Darmpassage).
Rasselatmung mit Stauung von Bronchialsekret. Dexamethason wirkt gegen Flüssigkeitsansammlung (antiödematös) und gegen Krämpfe der Bronchien (Bronchospastik).
Übelkeit und Erbrechen *(Dexamethason bei Übelkeit und Erbrechen, Seite 159)*.
Wenn Flüssigkeitsansammlungen in der Lunge zur Rasselatmung beitragen und durch Herzschwäche verursacht wurden, helfen wassertreibende Mittel (Diuretika), z.B. Furosemid.

Schlafstörungen

Schlafstörungen gibt es in verschiedenen Formen: Einschlafstörungen, Schlaflosigkeit in der Nacht (Durchschlafstörungen), Störung des Schlaf-und-Wach-Rhythmus mit der Folge einer ständigen Müdigkeit/Schläfrigkeit. Viele Palliativpatienten sind davon betroffen.

Die Ursachen für Schlafstörungen sind sehr verschieden: die Krankheit selbst, ihre Symptome (v.a. Schmerzen), zunehmende Schwäche, Medikamente, Veränderungen jeder Art, Angst und psychische Belastungen können das gewohnte Schlafverhalten stören.

Doch mit Medikamenten behandeln sollte man nur, wenn der Patient darunter leidet, weil er sich z.B. total erschöpft fühlt, schlafen möchte, aber nicht einschlafen oder nicht durchschlafen kann. Keinesfalls sollten Sie Schlafmittel ohne Rücksprache mit dem Arzt einnehmen, da es zu unerwünschten Wechselwirkungen mit anderen Medikamenten kommen kann. Wichtig ist, dass zuerst belastende Symptome wie Atemnot *(Seite 23)* oder Schmerzen *(Seite 86)* ausreichend behandelt werden.

Zudem helfen oft einfühlsame Gespräche und pflegende Maßnahmen, z.B.:
- Einreibungen oder Waschungen
- Aromatherapie
- Tees, z.B. Melissentee
- bewusster Wechsel von Aktivität am Tag und Entspannungsübungen am Abend
- regelmäßig wiederkehrende „Einschlafrituale"

Wenn Ihnen der Arzt Medikamente verschreibt, sollten Sie genau auf die Einnahme achten. Medikamente in diesem Ratgeber sind Lorazepam *(Seite 34)*, Midazolam *(Seite 38)* und Pregabalin *(Seite 46)*, besonders wenn Angst und Unruhe die Auslöser sind. Viele Medikamente machen zusätzlich müde und schläfrig, was ein erwünschter Nebeneffekt sein kann, z.B. Opioide *(Seite 90 ff)*, Medikamente gegen Übelkeit und Erbrechen *(Seite 149)* oder Antidepressiva. Sprechen Sie Ihren behandelnden Arzt darauf an.

Schluckauf (Singultus)

Schluckauf ist ein schnelles, unwillkürliches Zusammenziehen des Zwerchfells. Das typische Geräusch entsteht durch ruckartiges Einatmen gegen die geschlossenen Stimmbänder. Chronischer Schluckauf hält länger als 2 Tage an und ist ein quälendes Symptom. Die Ursachen sind vielfältig und sehr verschieden: Gehirnerkrankungen oder -infektionen, Stoffwechselstörungen, Erkrankungen von Speiseröhre, Magen, Bauchspeicheldrüse oder Darm, Medikamente oder Operationen im Bereich Brust und Oberbauch. Auch überaktive bzw. irritierte Nerven oder Aufregung können ihn auslösen.

Wenn Schluckauf tagelang anhält, ist das nicht nur unangenehm, sondern belastend und erschöpfend. Er behindert das Essen und Schlucken, lässt Patienten nicht schlafen und tut weh. Dann muss er behandelt werden, was aber oft schwierig ist.

Medikamente gegen Schluckauf

Ob ein Medikament den Schluckauf wirksam bekämpft, kann nicht vorausgesagt werden. Die eingesetzten Mittel zielen vor allem auf eine Entspannung oder Unterdrückung der verantwortlichen Muskulatur im Bauch. Medikamente in diesem Ratgeber sind Baclofen *(Seite 80)*, Haloperidol *(Seite 155)*, Levomepromazin *(Seite 164)*, Metoclopramid *(Seite 168)* und Nifedipin *(Seite 83)*.

Bei allen diesen Medikamenten ist die Anwendung gegen Schluckauf ein Off-Label-Gebrauch *(Seite 16)*.

Tipps gegen Schluckauf

Neben den Medikamenten können folgende Maßnahmen helfen:
- Feuchtwarme Umschläge auf den unteren Brustkorb
- Druck auf die Oberlippe oder die Nasenwurzel
- Gurgeln mit Wasser
- Reizen des Gaumenzäpfchens durch Herausziehen der Zunge
- Mit Essig oder Zitronensaft getränktes Stück Würfelzucker oder einen Esslöffel Zucker einnehmen
- Viele kleine Schlucke Wasser trinken
- Luft anhalten
- Druck auf den Augapfel
- Luft so weit wie möglich ausatmen und so lange wie möglich ausgeatmet bleiben

Baclofen

Typische Handelsnamen in Deutschland:	z.B. Lioresal®, Baclofen®
Palliativmedizinische Einsatzgebiete (inkl. Off-Label-Gebrauch):	Spastik, Nervenschmerzen, Schluckauf

Baclofen ist ein Zusatz-Schmerzmittel *(Seite 91)*. Es lindert Nerven- und Muskelschmerzen. Da es entkrampft, wirkt es auch bei anhaltendem, quälendem Schluckauf.

Wie hilft Baclofen?

Baclofen entspannt Muskeln
Baclofen entkrampft schmerzende Rücken-, Arm- und Beinmuskeln, vermindert unwillkürliche Muskelzuckungen in Armen und Beinen und löst Spastiken, die durch Nerven- und Hirnschäden bedingt sind.

Baclofen fördert die Muskelentspannung durch Beeinflussung von Gehirn und Rückenmark: Es ähnelt einem körpereigenen Botenstoff, dem GABA *(Gamma-Amino-Buttersäure, englisch Säure = Acid, Seite 25)*, und bremst überaktive Nervenimpulse, die Muskelkrämpfe hervorrufen.

Baclofen dämpft Nervenschmerzen
Bei chronischen Nervenschmerzen und bei Spastiken bindet Baclofen an bestimmte GABA-Andockstellen und wirkt dort wie GABA: Es beruhigt überaktive Nerven, Schmerzimpulse werden schwächer und langsamer weitergeleitet. Als Zusatz-Schmerzmittel *(Seite 91)* beeinflusst es andere körpereigene Botenstoffe wie Noradrenalin, das schmerzhemmende Nervenbahnen aktiviert.

Baclofen gegen Schluckauf
Baclofen wird eingesetzt, wenn andere Maßnahmen gegen Schluckauf *(Seite 79)* oder Metoclopramid *(Seite 168)* nicht helfen. Es hilft unter anderem, indem es
- die unwillkürlichen Zuckungen und die Anspannung des Zwerchfells lindert
- das Aufstoßen und Rückfluss von Magen- und Verdauungssäften in die Speiseröhre verhindert

Ein Grund für das Aufstoßen ist eine krankhafte und abnormale Erschlaffung der Muskeln am Mageneingang, wodurch der Schutz vor Rückfluss in die Speiseröhre nicht mehr gewährleistet ist. Normalerweise ist diese Erschlaffung während der Nahrungsaufnahme erwünscht und wird durch Dehnung des oberen Magens stimuliert. Nach dem Essen sollte der Muskel aber wieder schließen. Wenn dies nicht der Fall ist, hilft Baclofen. Es wirkt wie GABA: Durch Bindung an GABA-Andockstellen werden die Nervenreize aus dem Magen gedämpft, die für die Erschlaffung am Magenmuskel sorgen.

Baclofen bei Schluckauf ist ein Off-Label-Gebrauch *(Seite 16)*.

Wie wird Baclofen angewendet?
Baclofen wird kurz- bis mittelfristig (bis zu mehreren Wochen) angewendet.

Tabletten (oral)
Baclofen sollten Sie möglichst zum oder nach dem Essen einnehmen. Die Symptome sollten sich innerhalb einiger Tage bessern.

Nach erfolgreicher Behandlung wird Baclofen schrittweise abgesetzt. Dies hält den guten Effekt aufrecht und reduziert Nebenwirkungen.

Injektionen in den Rückenmarkskanal (intrathekal)
Bei sehr starken Spastiken oder Schluckstörungen kann Baclofen in den Rückenmarkskanal gespritzt werden und gelangt so direkt an den Ort der Wirkung.

Kritische Fragen zu Baclofen

Was tun bei zu hoher Dosierung?
Die Dosis beträgt 5–10 mg 3-mal pro Tag (Schluckauf), bei Spastiken und Schmerzen 10–90 mg pro Tag. Eine versehentlich zu hohe Dosis ist also nicht besorgniserregend. Anhaltende Überdosierung führt zu verstärkten Nebenwirkungen, also Schwäche, Müdigkeit, Muskelschwäche, Atembeschwerden bis hin zu Koma. Hier sollte der behandelnde Arzt sofort benachrichtigt werden.

Was tun, wenn eine Dosis ausgelassen wurde?
Eine versehentlich ausgelassene Dosis können Sie nachträglich einnehmen – aber nicht, wenn bereits Zeit für die nächste Einnahme ist. Eine doppelte Dosis ist zu vermeiden.

Autofahren während der Behandlung?
Baclofen kann schwindelig und benommen machen. Fahren Sie nicht Auto und bedienen Sie keine Maschinen, ehe Sie wissen, wie das Medikament auf Sie wirkt. Wir raten Ihnen in den ersten Wochen nur nach Rücksprache mit dem behandelnden Arzt Auto zu fahren.

Welche Nebenwirkungen sind bei Baclofen häufig?

Nebenwirkungen	Was hilft dagegen?
Übelkeit, Erbrechen ➔ am Anfang der Therapie oder bei zu rascher Dosissteigerung	Dosis nur langsam steigern.
Müdigkeit, Schwäche, Benommenheit, Gangunsicherheit, Muskelschwäche	Eventuell wird Ihr Arzt die Dosis verringern. Schnelles Aufstehen oder Sich-Aufrichten vermeiden.
Verwirrtheit	Eventuell wird Ihr Arzt die Dosis verringern oder auf ein anderes Medikament umstellen.

Was kann bei gleichzeitiger Anwendung anderer Medikamente passieren?
Die Packungsbeilage beschreibt mögliche Wechselwirkungen ausführlich. Zudem sollten Sie den verschreibenden Arzt über alle Medikamente informieren, die Sie einnehmen.
- Müdigkeit und Benommenheit können verstärkt werden durch die gleichzeitige Anwendung von Schlaf- und Beruhigungsmitteln, Schmerzmitteln, Antidepressiva und anderen Medikamenten gegen Muskelverspannungen.
- Baclofen kann die blutdrucksenkende Wirkung von Mitteln gegen Bluthochdruck verstärken.
- Bei starker Nierenschwäche ist das Schmerzmittel Ibuprofen *(Seite 117)* nicht zusammen mit Baclofen anzuwenden.

Alkohol ist zu meiden
Alkoholgenuss kann die Wirkung und Nebenwirkungen von Baclofen verstärken, z.B. Dämpfung und Schwindel.

Wenn Baclofen nicht hilft
Sprechen Sie mit Ihrem Arzt über mögliche Alternativen oder Zusatz-Medikamente.
Bei Schluckauf können alternativ helfen: Metoclopramid *(Seite 168)*, Haloperidol *(Seite 155)*, Levomepromazin *(Seite 164)* und Nifedipin *(Seite 83)*. Levomepromazin und Haloperidol machen ebenfalls müde.
Bei Spastiken kann Lorazepam *(Seite 34)* durch seine beruhigende Wirkung helfen. Bei starken Schluckbeschwerden wird das Plättchen zum Auflösen im Mund eingenommen.
Bei Rückfluss von Magen- oder Verdauungssekreten in die Speiseröhre können Wirkstoffe kombiniert werden, die die Bildung aggressiver Magensäure hemmen, z.B. Famotidin, Pantoprazol oder Omeprazol.

Nifedipin

Typische Handelsnamen in Deutschland:	z.B. Adalat®, Nifedipin®
Palliativmedizinische Einsatzgebiete (inkl. Off-Label-Gebrauch):	Schluckauf

Nifedipin ist ein sogenannter Kalziumkanalblocker und wirkt damit vor allem gefäßerweiternd. Der Wirkstoff hilft bei Herzschwäche, Bluthochdruck und chronischem Schluckauf.

Wie hilft Nifedipin?
Nifedipin entspannt Muskeln
Kalzium ist wichtig für die Muskelbewegung. Weniger Kalzium in den Muskeln führt bei Verkrampfungen zu Muskelerschlaffung und lindert in der Folge die Schmerzen.
Nifedipin sorgt für weniger Kalzium im Muskel, vor allem in Muskeln innerer Organe:
- Der Herzmuskel arbeitet ruhiger und langsamer bei Herzschwäche.
- Senkung des Blutdrucks durch Erschlaffung und Erweiterung von Blutgefäßen.
- Entspannung der Darmmuskulatur und Schmerzlinderung bei Darmkrämpfen.

Nifedipin dämpft Schluckauf
Nifedipin dämpft den Schluckaufreflex und entkrampft bzw. erschlafft die glatten Muskeln der Speiseröhre, die den Mageneingang verschließen. Das begünstigt zwar das Aufstoßen, aber Störungen der Nahrungsaufnahme und Schluckauf können gelindert und bestenfalls sogar behoben werden.

Wie wird Nifedipin angewendet?
Filmtabletten/Tabletten, Hartkapseln/Kapseln, Weichkapseln, Tropfen, Sprays, Retardkapseln, Retardtabletten (oral)
Bei Schluckauf nehmen Sie Nifedipin vor dem Essen ein, bei anderen Beschwerden wie Bluthochdruck auch zum Essen.
   Tropfen, Sprays oder Weichkapseln (als Zerbeißkapsel anwendbar) eignen sich bei starken Schluckstörungen. Der Wirkstoff wird schlecht über die Mundschleimhaut aufgenommen, Sie müssen ihn schlucken.

Achten Sie bei geteilten Tabletten und Tropfen auf dunkle Lagerung, denn das gelbe Nifedipin ist extrem lichtempfindlich und verliert sonst an Wirkung.

Nifedipin wirkt nach 0,5–1,5 Stunden gegen Bluthochdruck. Bei Schluckauf kann es allerdings einige Tage dauern, bis sich der Zustand bessert.

Infusionslösung (intravenös)
Die intravenöse Gabe von Nifedipin ist nur bei Bluthochdruckkrisen oder Herzbeschwerden notwendig, bei Schluckauf sind die oralen Anwendungsformen wichtig.

Kritische Fragen zu Nifedipin
Was tun bei zu hoher Dosierung?
Eine Überdosierung von Nifedipin verstärkt dessen Nebenwirkungen. Folgen sind Blutdruckabfall, Verlangsamung des Herzschlags und Kreislaufstörungen. Hier sollte der behandelnde Arzt sofort benachrichtigt werden.

Was tun, wenn eine Dosis ausgelassen wurde?
Eine versehentlich ausgelassene Dosis können Sie nachträglich einnehmen – aber nicht, wenn bereits Zeit für die nächste Einnahme ist. Eine doppelte Dosis ist zu vermeiden.

Autofahren während der Behandlung?
Nifedipin senkt den Blutdruck und kann dadurch schwindelig machen. Fahren Sie nicht Auto und bedienen Sie keine Maschinen, ehe Sie wissen, wie das Medikament auf Sie wirkt.

Welche Nebenwirkungen sind bei Nifedipin häufig?

Nebenwirkungen	Was hilft dagegen?
Kopfschmerzen, Blutdruckabfall, Schwindel, Herzklopfen ➞ zu Therapiebeginn wegen Blutdrucksenkung, vor allem wenn Patienten wenig trinken	Im Laufe der Therapie rückläufig. Schnelles Sich-Aufrichten und Aufstehen vermeiden. Auf ausreichendes Trinken achten.
Gesichtsröte ➞ wegen Gefäßerweiterung	Bei unangenehmem Gefühl kalte Umschläge machen.
Erhöhte Harnausscheidung ➞ wegen Erschlaffung der Muskulatur ableitender Harnwege und Blase, rückläufig nach Beendigung der Therapie	Bei unwillkürlichem Harnabgang Einlagen verwenden.

Was kann bei gleichzeitiger Anwendung anderer Medikamente passieren?
Die Packungsbeilage beschreibt mögliche Wechselwirkungen ausführlich. Informieren Sie Ihren Arzt über alle Medikamente, die Sie nehmen.

Nifedipin verstärkt die blutdrucksenkende Wirkung von Mitteln gegen Bluthochdruck.

Die gleichzeitige Einnahme von Carbamazepin *(Seite 57)* kann die Wirkung von Nifedipin herabsetzen.

Alkohol und Grapefruitsaft sind zu meiden
Alkohol verstärkt die Nebenwirkungen von Nifedipin. Auch Grapefruitsaft kann Wirkung und Nebenwirkungen verstärken und sollte deshalb nicht getrunken werden.

Wenn Nifedipin nicht hilft
Sprechen Sie mit Ihrem Arzt über mögliche Alternativen oder Zusatz-Medikamente.

Bei Schluckauf können alternativ helfen: Metoclopramid *(Seite 168)*, Haloperidol *(Seite 155)*, Levomepromazin *(Seite 164)* und Baclofen *(Seite 80)*.

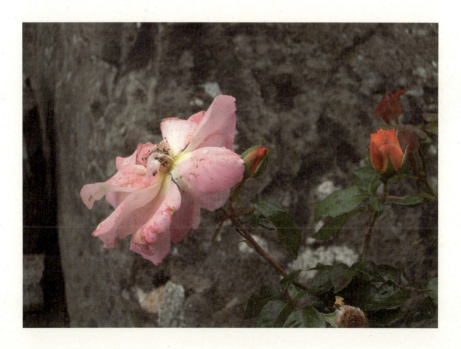

Schmerzen und Schmerztherapie

Schmerzen sind das häufigste Symptom in der Palliativphase, aber: Mit der richtigen Therapie sind fast alle Schmerzen zu lindern. Sie müssen nicht leiden!

Allgemeines zu Schmerzen und Schmerztherapie
Schmerzlinderung ohne Medikamente
Medikamente leisten einen wichtigen Beitrag zur Linderung von Schmerzen. Je nach Schmerzursache können aber auch viele andere Maßnahmen mithelfen, die Schmerzen zu vergessen und Lebensqualität zu gewinnen, z.B.:
- Entspannungsübungen oder Beschäftigung
- Massagen
- Physiotherapie
- Bewegung oder Ruhe
- Wärme oder Kälte
- Akupunktur

Wenn bei Krebs der Tumor auf Nerven oder Organe drückt: Verkleinerung der Tumorgröße durch Operation, palliative Bestrahlung oder Chemotherapie

Schmerzarten
Es gibt sehr verschiedene Schmerzen. Sie zu untergliedern, ist nicht einfach, zum Teil überschneiden sich die nachfolgenden Erklärungen. Schmerzen zu verstehen hilft aber, Schmerzen richtig zu lindern und die Therapie durchzuhalten.

Basisschmerzen und Durchbruchschmerzen/Schmerzspitzen
Viele Krankheiten verursachen einen Basisschmerz, der immer da ist und mit Schmerzmitteln behandelt wird. Trotz Dauerbehandlung können aber Schmerzen „durchbrechen". Sie schießen plötzlich und schnell ein, dauern nur Sekunden bis eine Stunde und werden Durchbruchschmerzen oder Schmerzspitzen genannt.

Für die Therapie bedeutet das, dass Sie zwei Medikamente mit meist demselben Wirkstoff einnehmen: Ein lang wirkendes, das Sie kontinuierlich vom Basisschmerz befreit, und ein schnell wirkendes, das Sie bei Bedarf sofort nehmen.

Akute und chronische Schmerzen
Akute Schmerzen sind zeitlich begrenzt und haben eine Warnfunktion, die uns dazu auffordert, den Körper zu schützen. Nach Behandlung der Ursache klingt der Schmerz wieder ab. Chronische Schmerzen halten länger an oder kehren ständig

wieder, die Ursache ist nicht auffindbar oder nicht bekannt und nicht therapierbar. Dennoch sind die Schmerzen therapierbar.

Gewebeschmerz und Nervenschmerz
Damit wir Schmerzen überhaupt spüren, braucht es eine Schmerzauslösung im Körper, die Weiterleitung durch die Nervenbahnen und die Verarbeitung der Schmerzen im Gehirn. Das erfordert „heile" Nervenstrukturen, dann funktioniert z.B. das blitzartige Wegziehen der Hand beim Berühren der heißen Herdplatte. Hier reagieren die Nervenenden auf die Hitze. Sie reagieren aber auch empfindlich auf Reize im Körper, z.B. infolge von Entzündungen oder Krebswucherungen. Dieser Schmerz wird Gewebeschmerz genannt.

Beim Nervenschmerz (im Beipackzettel steht oft „neuropathische Schmerzen") sind die Nerven selbst geschädigt, z.B. als Nervenleiden bei Gürtelrose, bei der sogenannten Polyneuropathie durch Zuckerkrankheit, infolge einer Chemotherapie oder durch Krebswucherungen.

Schmerzweiterleitung
Schmerzen können überall im Körper entstehen. Im Rückenmark und im Gehirn liegen die wichtigsten Zentren des Schmerzes. Im Rückenmark springt der Schmerzimpuls erstmals von einer auf die nächste schmerz-weiterleitende Nervenzelle um, im Gehirn ein zweites Mal, bevor dann der Schmerz tatsächlich empfunden wird. Das Gehirn reagiert und sendet schmerz-hemmende Impulse in bestimmte Rückenmarkregionen.

An allen Schmerz-Übergabestellen sitzen Nervenzellen. Diese Zellen reagieren nicht nur auf Schmerzsignale, sondern auch auf Opioide (siehe unten). Deshalb heißen sie Opioidrezeptoren. Wie ein passender Stecker dockt ein Opioid dort an und vermindert Schmerz auf drei Wegen:
- Weniger Aktivität der schmerz-weiterleitenden Nerven,
- Aktivierung des schmerz-hemmenden Systems und
- veränderte emotionale Schmerzwahrnehmung.

Schwache Opioide *(Stufe 2, siehe unten)* docken dabei schwächer an als starke Opioide *(Stufe 3)*.

„Opioide" ist ein Sammelbegriff für Opiate plus deren Abwandlungen. Der Begriff „Opiate" ist eigentlich auf bestimmte Bestandteile des Schlafmohns beschränkt. Morphin *(Seite 133)* oder Codein sind typische Opiate, aber auch Oxycodon *(Seite 138)* oder Hydromorphon *(Seite 113)* werden oft zu den Opiaten gezählt. Fentanyl *(Seite 108)* und Buprenorphin *(Seite 94)* sind deutlich abgewandelt und daher eindeutig Opioide.

Schmerztherapie

Um Schmerzen zu lindern, gehen Ärzte heute nach einem dreistufigen Schema vor, das die Weltgesundheitsorganisation (WHO) empfiehlt. Die drei Stufen der Schmerztherapie sind:
- Nicht-Opioid-Schmerzmittel
- Schwach wirksame Opioide
- Stark wirksame Opioide

Gerade bei Palliativpatienten werden aber bei der Einstellung die Stufen 1 und 2 oft übersprungen.

Die Auswahl der Schmerzmedikamente (Analgetika) richtet sich nach
- der Stärke,
- der Art und
- dem Ort der Schmerzen.

Die Behandlung richtet sich nach dem eigenen Schmerzempfinden des Patienten. Sie beginnt mit einer Einstiegsbehandlung, die die Schmerzen schnellstmöglich lindern soll. Teilweise wird hier die Dosis nach und nach gesteigert, um die optimale Dosis herauszufinden.

Danach sorgt die Erhaltungstherapie (Dauertherapie, Basistherapie) für eine möglichst ständige Schmerzlinderung. Die Krankheit, körperliche Veränderungen oder Gewöhnungseffekte können aber die Schmerzen wiederkommen lassen. Dann ist eine Dosisanpassung oder der Wechsel zu anderen Medikamenten notwendig.

Eine Schmerztherapie sollte sich an folgende drei Grundsätze halten:
- Einnahme möglichst ohne Spritze
  (z.B. durch den Mund, oral, siehe Einnahmearten Seite 14)
- Einnahme nach der Uhr
  Die Medikamente sollten möglichst regelmäßig zu der vorgegebenen Uhrzeit eingenommen werden, um den Körper möglichst gleichmäßig mit dem Schmerzmittel zu versorgen.
- Einnahme nach Schema
  Die Therapie sollte die fachlich vorgegebenen Schemata einhalten.

Die Berücksichtigung aller dieser Vorgaben führt in der Palliativphase häufig dazu, dass Patienten drei Sorten von Schmerzmedikamenten bekommen:
- Basismedikament(e) für den Dauerschmerz
- Bedarfsmedikament(e) für Schmerzspitzen oder wenn eine Dosis vergessen wurde
- Zusatz-Schmerzmittel (Ko-Analgetika)

Stufe 1: Nicht-Opioid-Schmerzmittel

Nicht-Opioid-Schmerzmittel lindern leichte bis mäßige Schmerzen. Sie werden in zwei Gruppen eingeteilt, abhängig von der Stärke ihrer entzündungshemmenden Eigenschaft:
- Stark entzündungshemmend: NSAID oder NSAR *(siehe nächster Absatz)*
- Weniger entzündungshemmend, z.B. Paracetamol *(Seite 142)* oder Metamizol *(Seite 129).*

Stark entzündungshemmend: NSAID/NSAR
NSAID ist die Abkürzung für Nicht-Steroidale Anti-Inflammatorische (= anti-entzündliche) Wirkstoffe (englisch: Drugs) = NSAID. Im Deutschen heißen sie auch NSAR, Nicht-Steroidale Anti-Rheumatika, weil sie in der Rheuma-Therapie eingesetzt werden.

„Nicht-steroidal" grenzt diese Wirkstoffe gegen das Steroid Cortisol ab. Cortisol ist ein körpereigenes Hormon, das stark entzündungshemmend wirkt. Die wichtigsten NSAID sind Acetylsalicylsäure (ASS), Diclofenac *(Seite 103)*, Ibuprofen *(Seite 117)*, Naproxen, Meloxicam oder Rofecoxib.

NSAID setzen bereits am Anfang der Kette der Entzündungsreaktionen an. Sie reichern sich im entzündeten Gebiet an und hemmen die Entstehung von Gewebehormonen (Prostaglandinen), die Schmerz und Entzündung aufrechterhalten. Da Prostaglandine aber die Magenschleimhaut schützen sowie an der Funktion der Niere und der Blutstillung mitwirken, haben NSAID häufig folgende Nebenwirkungen: Magen-Darm-Beschwerden, Nierenfunktionsstörungen oder schwächere Blutgerinnung mit der Folge häufigerer Blutungen. Die Wirkung auf die Blutgerinnung tritt sofort ein und hält nach Absetzen des Medikaments noch ca. eine Woche an. Die anderen Nebenwirkungen treten meist bei (zu) langer Einnahme oder (zu) hoher Dosis der Medikamente auf.

Weniger entzündungshemmend
Zu der zweiten Gruppe der Nicht-Opioid-Schmerzmittel zählen Paracetamol *(Seite 142)* und Metamizol *(Seite 129).*

Paracetamol und Metamizol wirken ähnlich wie NSAID, konzentrieren sich aber nicht so stark im entzündeten Gebiet, sondern verteilen sich auch stärker in schmerzwahrnehmenden Gebieten im Gehirn. Bei Neigung zu Magen-Darm-Beschwerden sind sie besser verträglich als NSAID. Zusätzlich wirkt Metamizol krampflösend auf die Eingeweidemuskulatur.

Stufe 2: Schwach wirksame Opioide
Reicht die Wirkung der Stufe-1-Schmerzmittel nicht aus, können zusätzlich schwach wirksame Opioide der Stufe 2 Schmerzen lindern. Dies sind z.b. Tramadol *(Seite 145)*, Dihydrocodein oder Tilidin/Naloxon.

Medikamente der Stufen 1 und 2 bzw. der Stufen 1 und 3 können kombiniert werden.

Stufe 3: Stark wirksame Opioide
Reichen Stufe 1 und 2 nicht zur Schmerzlinderung, folgt in der dritten Stufe ein stark wirksames Opioid. Dazu zählen z.B. Buprenorphin *(Seite 94)*, Fentanyl *(Seite 108)*, Hydromorphon *(Seite 113)*, Levomethadon *(Seite 126)*, Morphin *(Seite 133)* oder Oxycodon *(Seite 138)*.

Weitere Wirkungen und Nebenwirkungen von Opioiden
Opioide machen schläfrig. Dies ist insbesondere am Anfang der Therapie und bei Dosisumstellung der Fall. Außerdem wirken sie mehr oder weniger ausgeprägt hustenreizstillend durch Wirkung im Hustenzentrum im Gehirn. Ihre krampflösende Eigenschaft drosselt (zu starke) Darmaktivität und kann daher häufig zu Verstopfung *(Seite 173)* führen. Verstopfung scheint bei Buprenorphin und Fentanyl seltener vorzukommen als bei Morphin. Um eine mögliche Verstopfung zu vermeiden, wird meist vorsorglich auf dem Rezept für Opioide auch gleich ein mildes Abführmittel verschrieben.

Grundsätzlich lassen sich Nebenwirkungen wie Übelkeit und Erbrechen in ihrer Häufigkeit reduzieren, wenn das Medikament langsam vom Körper aufgenommen wird und langanhaltend wirkt. Bei Verwendung von Fentanyl-Pflastern und Buprenorphin-Pflastern ist dies der Fall. Von den anderen Opioiden Morphin, Oxycodon und Hydromorphon gibt es sogenannte Retard-Medikamente, die die gleiche Funktion erfüllen, nämlich den Wirkstoff langsam und kontinuierlich an den Körper abzugeben, nur werden sie als Retardtablette oder -kapseln geschluckt und nicht als Pflaster aufgeklebt. Sie eignen sich dann, wenn der Schmerz nach mehreren Tagen mit einer schnell wirksamen Form des Medikaments gebannt ist und die Dauerbehandlung ansteht, mit der das Aufkommen von Schmerzen so gut wie möglich verhindert werden soll.

Nachfolgend aufgelistet ist ein gemeinsames Spektrum an Nebenwirkungen, das allerdings von Wirkstoff zu Wirkstoff unterschiedlich ausgeprägt ist:

Abweichen vom Stufenschema
Vom WHO-Stufenschema wird im Einzelfall abgewichen, denn die Schmerztherapie muss sich vor allem am Patienten und an den Entstehungs- und Chronifi-

zierungsmechanismen von Schmerzen orientieren. Gerade bei Palliativpatienten werden oft die Stufen 1 und 2 übersprungen.
Gründe für solche Abweichungen sind z.B.:
- Hat ein Patient extrem starke Schmerzen, kann der Arzt sofort Opioide der Stufe 2 oder 3 verordnen.
- Der frühe Einsatz von Opioiden der Stufe 3 richtet sich nicht nur nach der Schmerzstärke, sondern u.a. nach dem Schmerzmechanismus, der Grunderkrankung und der Prognose.
- Zum Teil sind Stufe-3-Opioide günstiger, weil sie weniger Nebenwirkungen haben als Stufe-2-Opioide. Dann überspringen Ärzte die Stufe 2 und steigen bei Stufe 3 in sehr niedriger Dosierung ein.
- Der Arzt kann aber auch Arzneimittel wie Cannabinoide *(Seite 98)* oder Zusatz-Schmerzmittel verordnen, die unter anderem eine Schmerzhemmung haben. Häufig stellen solche Verordnungen einen Off-Label-Gebrauch *(Seite 16)* dar und die Kostenübernahme muss ggf. vorab durch die Krankenkassen genehmigt werden.

Cannabinoide
Cannabinoide *(Seite 98)* haben in der Schmerztherapie eine Sonderstellung und lassen sich auch nicht in das WHO-Stufenschema einfügen. Sie haben eine ausgeprägte schmerzhemmende Wirkung, z.B. bei Multipler Sklerose zur Behandlung von Nervenschmerzen, Muskelkrämpfen (Spastiken), Muskelzittern und Bewegungsstörungen. Hier gibt es auch zugelassene Medikamente in Deutschland.
   In der Regel wird ein Arzt erst dann einen Behandlungsversuch mit Cannabinoiden machen, wenn die Standardtherapieverfahren nicht geholfen haben oder wenn die individuelle Situation es sinnvoll erscheinen lässt.

Zusatz-Schmerzmittel (Ko-Analgetika)
Verschiedene Wirkstoffe verstärken die Schmerzlinderung bereits angewendeter Schmerzmittel, obwohl ihr Haupteinsatz eigentlich auf einem anderen Gebiet liegt. Das hat den Vorteil, dass man mit ihnen die Dosierung des eigentlichen Schmerzmittels reduzieren kann. Sie setzen auf verschiedenen Ebenen an.

Narkosemittel – Entlastung des Schmerz-Bewusstseins
Schmerz wird nur bei vorhandenem Bewusstsein wahrgenommen. Nach einer Vollnarkose empfindet der Patient keinen Schmerz, obwohl die Schmerzweiterleitung nicht gehindert ist. Schmerzlindernd wirkt z.B. das Narkosemittel Ketamin in geringer Dosierung *(Seite 122)*. Auch bewusstseinsdämpfende Beruhigungs- und Schlafmittel wirken an der Schmerzhemmung mit. Levomepromazin

(Seite 164) dämpft das Schmerzempfinden durch seine beruhigende und müde machende Wirkung.

Antidepressiva lindern auch Schmerzen
Schmerzimpulse werden weitergeleitet, indem eine Nervenzelle Botenstoffe freisetzt, die die Schmerzinformation an die nächste Nervenzelle weitergibt. Chronischer Schmerz verändert die Aktivität der Botenstoffe im Schmerzleitungssystem. Durch häufig stimulierte Schmerzbahnen werden Schmerzen erlernt und gefestigt. Unglücklicherweise reagieren die Schmerzbahnen überempfindlich auf andere Reize.

Die körpereigene Schmerzhemmung kann dem entgegenwirken: Nervenbahnen aus dem Gehirn strahlen ins Rückenmark aus und unterdrücken die aus dem Körper kommenden Schmerzreize bevor sie wahrgenommen werden. Die wichtigsten schmerzhemmenden Botenstoffe sind Noradrenalin und Serotonin. Auch Endorphine und Opioide aktivieren die Schmerzhemmer. Weil Schmerz in der Regel eine Warnfunktion hat, dämpft der Körper im Normalzustand die Schmerzhemmung.

Amitriptylin *(Seite 26)*, Duloxetin *(Seite 31)*, Mirtazapin *(Seite 43)* und Venlafaxin *(Seite 49)* unterdrücken diese Dämpfung durch eine Verstärkung bzw. Verlängerung der Wirkung von Noradrenalin und Serotonin. Sie aktivieren die Schmerzhemmung und mildern chronische Schmerzen. Da diese Wirkstoffe in erster Linie Antidepressiva sind, werden sie als Zusatz-Schmerzmittel bezeichnet.

Medikamente gegen Krampfanfälle (Antiepileptika) lindern Überreizung von Nerven
Kalzium ist nicht nur wichtig für die Knochen, sondern hält auch Nerven aktiv. Wenn Kalzium in die Nervenzelle eindringt, werden bestimmte Botenstoffe aktiv, die wiederum die Nerventätigkeit anregen. Dies ist also lebensnotwendig, bewirkt aber auch ein „reibungsloses" Weiterleiten von Schmerzsignalen. Die Wirkstoffe Diazepam *(Seite 61)*, Levetiracetam *(Seite 65)* und Pregabalin *(Seite 46)* können den Kalziumeinstrom in überreizte Schmerzbahnen im Gehirn reduzieren und somit Nervenschmerzen lindern.

Auch positiv geladenes Natrium ist für die Aktivität von Nerven unentbehrlich, leider sorgt es auch dafür, dass schmerzende Nerven „gut" funktionieren. Das Natrium stammt aus Salzen, die wir mit Getränken oder der Nahrung aufnehmen. Der Wirkstoff Carbamazepin *(Seite 57)* sorgt dafür, dass Nervenzellen nicht mehr so heftig auf Natrium reagieren. Die aktiven schmerzenden Nerven werden beruhigt und leiten ankommende Schmerzreize schlechter weiter. Patienten nehmen Schmerzen dadurch schwächer wahr.

Carbamazepin, Diazepam, Levetiracetam und Pregabalin werden laut Packungsbeilage vorrangig zur Behandlung von Krampfanfällen eingesetzt *(Seite 56)*.

Zusatz-Schmerzmittel, die an den Schmerzursachen angreifen
Die Schmerzhemmung bestimmter Wirkstoffe erklärt sich durch die Linderung der Schmerzursache:

- Dexamethason *(Seite 159)* wirkt abschwellend.
- Bisphosphonate und Calcitonin wirken knochenaufbauend bei Knochenmetastasen und lindern so Knochenschmerzen.
- Baclofen *(Seite 80)* entkrampft Arm- und Beinmuskeln bei Muskelkrämpfen und Spastiken.

Schmerzpumpe
Die Schmerzpumpe ist eine spezielle Verabreichung von starken Schmerzmitteln, über einen „Tropf" oder eine Spritzenpumpe in eine Vene. Die Pumpe reguliert dabei die Menge des Schmerzmittels. Bei der sogenannten PCA (Patient Controlled Analgesia – patientengesteuerte Schmerzlinderung) kann der Patienten selbst Schmerzspitzen bekämpfen: Er drückt bei Bedarf auf den Dosierknopf am Gerät, wodurch die vorher individuell eingestellte schmerzstillende Dosis freigegeben wird. Voraussetzung ist natürlich eine vorhergehende Einweisung, wie das Gerät bedient werden muss. Das Gerät muss so programmiert werden, dass es eine Überdosierung verhindert und somit sicher in der Anwendung ist.

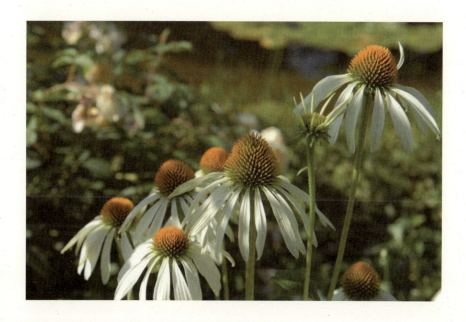

Buprenorphin

| Typische Handelsnamen in Deutschland: | z.B. Temgesic®, Transtec®, Buprenorphin® |
| Palliativmedizinische Einsatzgebiete (inkl. Off-Label-Gebrauch): | Schmerzen |

Buprenorphin ist ein starkes Schmerzmittel und gehört zu den halbsynthetischen Opioiden *(Seite 90)*. Buprenorphin wird in Pflastern verarbeitet, das wasserlöslichere Buprenorphin-Hydrochlorid in Tabletten zur Auflösung im Mund (Sublingualtablette) und in Injektionslösungen.

Wie hilft Buprenorphin?
Buprenorphin nimmt Schmerzen
Buprenorphin wirkt recht schnell (Einnahme) und gleichzeitig lang (vor allem in Pflastern). Es wird bei mäßig starken bis starken lang anhaltenden Schmerzen eingesetzt. Näheres zu Schmerzen und zur Wirkungsweise von Opioiden siehe Seite 88.
  Buprenorphin wirkt zwar langsamer als Morphin *(Seite 133)*, aber dafür länger. Deshalb muss Buprenorphin weniger oft angewendet werden.

Weitere Wirkungen
Buprenorphin wirkt hustenreizstillend (Hustenzentrum im Gehirn) und macht schläfrig. Außerdem hat es eine krampflösende Eigenschaft (innere Organe), die (zu starke) Darmaktivität drosselt, aber häufig zu Verstopfung führen kann. Zwar kommt Verstopfung unter Buprenorphin, insbesondere bei Buprenorphin-Pflastern seltener vor als unter Morphin *(Seite 133)*, trotzdem kann es sein, dass Sie vorsorglich auf dem Rezept für Buprenorphin auch gleich ein mildes Abführmittel verschrieben bekommen.

Wie Sie Buprenorphin anwenden können
Buprenorphin wird sehr gut über die Haut und die Mundschleimhaut aufgenommen.

Buprenorphin als lang wirksames Schmerzpflaster (transdermal)
Nach dem Aufkleben auf trockener, nicht gereizter Haut setzt die Schmerzlinderung erst nach 12–24 Stunden ein. Beim ersten Pflastergebrauch wird diese Zeit mit passenden schnell wirksamen Schmerzmitteln überbrückt. Buprenorphin-Pflaster wirken dafür sehr lange: je nach Hersteller 3–7 Tage. Sie müssen Pflaster alle 3–7 Tage wechseln und jeweils auf eine andere unbehaarte Stelle

(Brust, Rücken, Oberarm, Oberschenkel) kleben. Nicht auf frisch rasierte Haut kleben, da die Hautreizung nach Rasur zu einer veränderten Wirkstoffaufnahme führen kann!

Buprenorphintabletten gehören unter die Zunge (sublingual)
Sublingualtabletten lösen sich unter der Zunge auf und dienen der Dauertherapie. Die Wirkung setzt innerhalb von 10–30 Minuten ein und hält 6–8 Stunden an. Die lange Wirkung hat zur Folge, dass es trotz schneller Wirkung nicht für Schmerzspitzen geeignet ist.

Buprenorphin-Spritzen (Injektionen)
Buprenorphin-Injektionen sind selten, weil sie kaum schneller wirken als die Sublingualtabletten. Spritzen oder Infusionen ins Unterhautfettgewebe („subkutan") sind angebracht, wenn andere Anwendungsformen unmöglich sind oder andere Wirkstoffe mit in die Spritze gemischt werden sollen. Die subkutane Anwendung ist ein Off-Label-Gebrauch *(Seite 16)*.

Kritische Fragen zu Buprenorphin
Was tun bei zu hoher Dosierung?
Das Risiko ist äußerst gering, denn die Dosiseinstellung wird vom Arzt engmaschig kontrolliert. Eine Überdosierung verursacht ganz enge Pupillen, Schläfrigkeit und eine sehr langsame Atmung. Sie sollten dann sofort den behandelnden Arzt benachrichtigen.

Im Falle einer ernsthaften Überdosierung wird ein Gegenmittel (Naloxon) gespritzt und die Atmung muss aufrechterhalten, eventuell unterstützt werden. Wenn die Atempausen zu lange werden, kann man durch kräftige Ansprache „Atmen nicht vergessen!" den Patienten an das Atmen erinnern. Die Zahl der Atemzüge sollte nicht weniger als 6- bis 10-mal in der Minute betragen. Dabei wird versucht, die schmerzlindernde Wirkung von Buprenorphin aufrechtzuerhalten. In Ausnahmefällen sind eine Krankenhausaufnahme und intensivmedizinische Maßnahmen notwendig.

Was tun, wenn eine Dosis ausgelassen wurde?
Eine versehentlich ausgelassene Dosis können Sie nachträglich einnehmen – aber nicht, wenn bereits Zeit für die nächste Einnahme ist. Eine doppelte Dosis ist zu vermeiden. Kleben Sie nie mehr Pflaster gleichzeitig auf als verordnet!

Möglicherweise merken Sie an Ihren Schmerzen, dass Sie eine Dosis vergessen haben. Üblicherweise hat Ihnen Ihr Arzt eine Bedarfsdosis eines anderen Schmerzmittels aufgeschrieben, das Sie ersatzweise einnehmen können.

Autofahren während der Behandlung?
Buprenorphin kann schwindelig und müde machen. Fahren Sie nicht Auto oder bedienen Sie keine Maschinen, ehe Sie wissen, wie das Medikament auf Sie wirkt. Wir raten Ihnen, nur nach Rücksprache mit dem behandelnden Arzt Auto zu fahren.

Welche Nebenwirkungen sind bei Buprenorphin häufig?
Opioide haben weitere Wirkungen *(Seite 90)* neben der Schmerzlinderung, die oft als Nebenwirkungen auffallen. Insgesamt betrachtet scheinen Nebenwirkungen bei Buprenorphin-Pflastern weniger häufig zu sein als bei Morphin (Übelkeit, Erbrechen und Verstopfung). Auch Müdigkeit und Schwindel scheinen seltener vorzukommen als bei anderen Opioiden, besonders bei alten Menschen.

Kann Buprenorphin süchtig machen?
Das Abhängigkeitsrisiko ist sehr gering, da Buprenorphin anders als tatsächlich suchtmachende Drogen keinen „Kick" auslöst: Die Wirkung entfaltet sich langsam und klingt beim Absetzen auch wieder langsam ab. Daraus entsteht nur selten eine Sucht. Auch die regelmäßige Anwendung nach Vorgabe des Arztes verhindert eine Suchtentwicklung.

Allerdings kann sich der Körper an Buprenorphin gewöhnen. Dann muss nach längerer Anwendung die Dosis erhöht werden. Dies kommt aber bei Buprenorphin seltener vor als bei anderen Opioiden.

Sollten Sie Buprenorphin nicht mehr benötigen, ist es für Ihren Arzt kein Problem, das Medikament über einige Tage hinweg allmählich abzusetzen. Ein abruptes Beenden der Medikamentengabe ist nicht zu empfehlen, weil dann körperliche Beschwerden entstehen können, die als sehr unangenehm empfunden werden.

Was kann bei gleichzeitiger Anwendung anderer Medikamente passieren?
Informieren Sie Ihren Arzt über alle Medikamente, die Sie anwenden. Die Packungsbeilage beschreibt mögliche Wechselwirkungen ausführlich.

Wenn hoch dosiertes Buprenorphin (Schmerzpflaster Stärke 70 µg/h) gleichzeitig mit anderen Opioiden *(Seite 90)* wie Morphin verabreicht wird, kann es sein, dass wegen gegenseitiger Abschwächung der beiden Opioide Schmerzen trotzdem nicht ausreichend gelindert werden. Das muss aber nicht sein. Ihr Arzt weiß darum und beobachtet Ihr Schmerzgeschehen dann sehr genau, denn dieses Vorgehen ist manchmal nötig, z.B. bei Schmerzspitzen oder beim Wirkstoffwechsel.

Viele Medikamente verstärken die Nebenwirkungen von Buprenorphin. Schlafmittel, Antidepressiva und Mittel gegen Muskelverspannung z.B. machen ebenfalls müde und schläfrig. Krampflösende Mittel wie Butylscopolamin *(Seite 74)* verursachen Mundtrockenheit, Harnverhalt und Verstopfung.

Einige Antibiotika (z.B. Erythromycin) und Mittel gegen Pilzerkrankungen (z.B. Ketoconazol) können die Wirkung von Buprenorphin verstärken.

Alkohol und Grapefruitsaft sind zu meiden
Alkohol verstärkt die Nebenwirkungen von Buprenorphin. Auch Grapefruitsaft kann Wirkung und Nebenwirkungen verstärken und sollte deshalb nicht getrunken werden.

Wenn Buprenorphin nicht hilft
Sprechen Sie dies unbedingt bei Ihrem behandelnden Arzt an! Ein Wechsel auf andere Opioide *(Seite 90)* wie Morphin, Fentanyl, Hydromorphon oder Levomethadon kann helfen. Ergänzend können Nicht-Opioid-Schmerzmittel *(Seite 89)* oder Zusatz-Schmerzmittel *(Seite 91)* eingesetzt werden, abhängig von der Schmerzursache. Schmerzen können durch Angst und Unruhe verstärkt werden. Hier können Benzodiazepine *(Seite 25)* wie Lorazepam *(Seite 34)* helfen, das auch müde macht.

Vorsicht Kinder!
Alle Medikamente mit Buprenorphin müssen für Kinder unzugänglich aufbewahrt werden, da ein versehentliches Verschlucken oder Lutschen an Pflastern, selbst an verbrauchten Pflastern, durch Atemstillstand tödlich enden kann. Verbrauchte Pflaster enthalten noch erhebliche Mengen Wirkstoff. Deshalb sollten sie zusammengeklebt, sofort und sicher entsorgt werden.

Cannabinoide

Typische Handelsnamen in Deutschland:	z.B. in Dronabinol-Rezepturarzneimitteln, Sativex®
Palliativmedizinische Einsatzgebiete (inkl. Off-Label-Gebrauch):	Nervenschmerzen, Appetitlosigkeit, Spastik, Übelkeit/Erbrechen

Cannabinoide sind alle Stoffe, die aus Hanfpflanzen stammen und eine medizinische Wirkung entfalten. Hanfpflanzen sind auch bekannt unter Cannabis oder Marihuana.

Medizinisch genutzt werden
- Blätter und Blüten einer bestimmten Hanfpflanze mit dem lateinischen Namen Cannabis sativa L.,
- ein Extrakt aus Cannabis, in Deutschland als Medikament Sativex® auf dem Markt,
- der künstlich abgewandelte Wirkstoff Dronabinol,
- der völlig künstlich hergestellte Wirkstoff Nabilon.

Alle gleichen dem Hauptwirkstoff in Cannabis, dem Delta-9-Tetrahydrocannabinol (THC). Die Wirkung der Hanfpflanzen soll hauptsächlich auf die bewusstseinsverändernde Substanz THC zurückzuführen sein, die ausschlaggebend für die meisten Patienten die Wahrnehmung von Schmerz verändert. Wie genau und wo überall Cannabinoide im Körper wirken, ist noch nicht ganz erforscht. Der Körper hat jedoch Andockstellen speziell für Cannabinoide, denn er produziert selbst sogenannte Endocannabinoide, vor allem unter Stress und bei Schmerz.

Der Anbau oder Besitz von Cannabis ist illegal. Es gibt aber streng kontrollierte Ausnahmesituationen, die einen Bezug oder Anbau von Hanfpflanzen ermöglichen. Offizieller Ansprechpartner ist die Bundesopiumstelle in Bonn beim Bundesinstitut für Arzneimittel und Medizinprodukte. Zu den Ausnahmegenehmigungen zählt z.B. der Bezug von Cannabisblüten aus holländischen Apotheken. Sehr selten ist die offizielle Genehmigung des Anbaus von Hanfpflanzen für Patienten zum Eigenbedarf. Voraussetzung ist, dass andere Behandlungsversuche, also medikamentöse und nicht-medikamentöse Verfahren, die Symptome nicht lindern können.

Wie helfen Cannabinoide?

Cannabinoide helfen bei Multipler Sklerose zur Behandlung von Nervenschmerzen, Muskelkrämpfen (Spastiken), Muskelzittern und Bewegungsstörungen sowie bei Krebspatienten mit Chemotherapie, wenn Schmerzen *(Seite 86),* Übelkeit und

Erbrechen *(Seite 149)* auf keine andere Therapie ansprechen. Als positiver Nebeneffekt verbessert sich der Gemütszustand, was aber nicht als Zeichen einer Suchtentwicklung missverstanden werden darf. Bei Patienten mit AIDS werden Cannabinoide zur Appetitsteigerung, bei Kraftlosigkeit und Schwäche *(Seite 54)* eingesetzt.

Aufgrund der bewährten Wirkung setzen Ärzte Cannabinoide bei vielfältigen Beschwerden ein, doch sind nicht alle diese Beschwerden in der jeweiligen Packungsbeilage aufgeführt. Das gilt ebenso für Rezepturarzneimittel, die von der Apotheke mit Dronabinol hergestellt werden. Patienten sollten sich davon nicht verunsichern lassen. Der behandelnde Arzt wird vor der Verschreibung von Cannabinoiden mit dem Patienten über das genaue Anwendungsgebiet sprechen.

Cannabinoide werden eingesetzt, wenn ausgeschlossen wurde, dass andere Medikamente wirken. Daher verbinden Patienten oft große Hoffnung mit dem Einsatz von Cannabinoiden. Allerdings helfen Cannabis und dessen Stoffe nicht bei jedem Patienten gleichermaßen. Genau wie bei jedem anderen Arzneimittel handelt es sich um einen Therapieversuch, bei dem abgewartet werden muss, ob die Symptome gelindert werden.

Wie Sie Cannabinoide anwenden können
Tropfen oder Kapseln mit Dronabinol
Dronabinol kann auf einem Betäubungsmittelrezept *(Seite 191)* verschrieben werden, als ölige Tropfen oder Kapseln. Da in Deutschland zurzeit kein Medikament mit Dronabinol zugelassen ist, dürfen Apotheken auf Bestellung Dronabinol-haltige Medikamente herstellen oder der Arzt verschreibt ein Medikament aus dem Ausland, das Dronabinol (Marinol®) oder Nabilon (Cesamet®) enthält. Auch hier ist ein Betäubungsmittelrezept notwendig, das die Apotheken dann berechtigt, das Medikament individuell für den Patienten aus dem Ausland einzuführen.

Bei Kapseln wird meist mit einer Kapsel pro Tag begonnen, die 2,5 mg Dronabinol enthält. Bei den Tropfen wird mit 3-mal 3 Tropfen pro Tag begonnen. Die Maximalmenge beträgt 36 Tropfen am Tag. Die exakte Dosis hängt vom zu behandelnden Symptom ab:
- Bei Übelkeit und Erbrechen wird eine 3-mal tägliche Einnahme empfohlen.
- Zur Appetitsteigerung wird Dronabinol vor den Mahlzeiten eingenommen. Meist genügen 2 Kapseln pro Tag, vor dem Mittag- und Abendessen.
- Bei Schmerzen und Krämpfen kann es sein, dass die 2- bis 3-mal tägliche Gabe nicht ausreicht. Über mehrere Tage wird die Dosis langsam gesteigert, z.B. alle 2–3 Tage die doppelte Dosis. Es sollten aber nicht mehr als 8 Kapseln (20 mg) pro Tag eingenommen werden.

Sativex® bei Muskelkrämpfen zum Einsprühen in den Mund
Diese Anwendung erfordert etwas Geduld, denn es muss die optimale Dosierung eingestellt werden. Die Packungsbeilage schlägt ein Einnahmeschema vor, bei dem im Laufe von zwei Wochen die Anzahl von Sprühstößen schrittweise erhöht wird, bis zu maximal 12 Sprühvorgängen pro Tag. Gesprüht wird am besten direkt nach dem Essen.

Kritische Fragen zu Cannabinoiden

Was tun bei zu hoher Dosierung?
Cannabinoide wirken nicht besser, je mehr eingenommen wird, im Gegenteil: Bei einer Überdosierung kann es zu Schwindel, Benommenheit, Verwirrtheit, Mundtrockenheit und Herzrasen kommen. Der behandelnde Arzt sollte dann sofort verständigt werden. Wenn die Dosis reduziert wird, bessert sich auch der Gesundheitszustand wieder.

Was tun, wenn eine Dosis ausgelassen wurde?
Eine versehentlich ausgelassene Dosis können Sie nachträglich einnehmen – aber nicht, wenn bereits Zeit für die nächste Einnahme ist. Eine doppelte Dosis ist zu vermeiden.

Möglicherweise merken Sie an Ihren Schmerzen, dass Sie eine Dosis vergessen haben. Üblicherweise hat Ihnen Ihr Arzt eine Bedarfsdosis eines anderen Schmerzmittels aufgeschrieben, das Sie ersatzweise einnehmen können.

Autofahren während der Behandlung?
Cannabinoide können schwindelig und müde machen. Fahren Sie nicht Auto und bedienen Sie keine Maschinen, ehe Sie wissen, wie das Medikament auf Sie wirkt. Wir raten Ihnen, nur nach Rücksprache mit dem behandelnden Arzt Auto zu fahren.

Welche Nebenwirkungen sind bei Dronabinol häufig?

Nebenwirkungen	Was hilft dagegen?
Müdigkeit, Schläfrigkeit, Schwindel, Bewegungsstörungen, Sehstörungen ➞ meist am Anfang der Behandlung, bei schneller Dosissteigerung oder Mengen über 10 mg (bezogen auf Dronabinol) pro Tag	Der behandelnde Arzt wird eventuell die Dosis anpassen. Schnelles Aufstehen oder Sich-Aufrichten ist zu vermeiden, das Sturzrisiko ist erhöht.
Stimmungshochs, Angst, Verwirrtheit	Schnelles Aufstehen oder Sich-Aufrichten ist zu vermeiden, das Sturzrisiko ist erhöht.

Sitz-, Geh- oder Stehunruhe	Der behandelnde Arzt wird eventuell die Dosis anpassen oder auf ein anderes Medikament umstellen.
Mundtrockenheit	Kaugummis kauen. Bonbons oder Eiswürfel lutschen. Mundbefeuchtungsmittel.
Übelkeit und Erbrechen bessern sich nicht oder verschlechtern sich gar	Möglichst Lebensmittel meiden, die Übelkeit hervorrufen. Umstellung auf andere Medikamente gegen Übelkeit und Erbrechen *(Seite 149)*.
Verstopfung	Anwendung eines milden Abführmittels *(Seite 173)*.

Können Cannabinoide süchtig machen?
Das Abhängigkeitsrisiko ist in der Palliativversorgung zu vernachlässigen. Schmerzpatienten und Schwerstkranke, die auf keine anderen Medikamente mehr ansprechen, nehmen die Arznei regelmäßig ein und erfahren so keinen „Kick". Ganz selten macht der stimmungsaufhellende Effekt abhängig, das Risiko ist aber deutlich geringer als bei dem bewährten Schmerzmittel Morphin *(Seite 133)*. Die Anwendung nach Vorgabe des Arztes verhindert eine Suchtentwicklung.

Sollten Sie Dronabinol oder Sativex® nach längerer Einnahme nicht mehr benötigen, ist es für Ihren Arzt kein Problem, das Medikament über einige Tage hinweg allmählich abzusetzen. Ein abruptes Beenden der Medikamente ist nicht zu empfehlen, da dann körperliche Beschwerden entstehen können, die als sehr unangenehm empfunden werden, z.B. Gefühls- und Schlafstörungen.

Was kann bei gleichzeitiger Anwendung anderer Medikamente passieren?
Informieren Sie Ihren Arzt über alle Medikamente, die Sie anwenden. Die Packungsbeilage beschreibt mögliche Wechselwirkungen ausführlich.
Viele Medikamente verstärken den müde machenden Effekt von Cannabinoiden: Schlafmittel, Dimenhydrinat *(Seite 152)*, Antidepressiva, Mittel gegen Muskelverspannung und bestimmte Schmerzmittel machen ebenfalls müde und schläfrig.

Patienten und ihre Angehörigen sollten auf ein mögliches Sturzrisiko achten, da die krampflösende Eigenschaft das Risiko einer Steh- und Gangunsicherheit erhöhen könnte. Dies gilt im Besonderen bei Kombination mit Baclofen *(Seite 80)* und Diazepam *(Seite 61)*. Beides sind Medikamente, die Muskeln entkrampfen.

Achtung bei gleichzeitiger Anwendung von Antibiotika (Rifampicin), Carbamazepin *(Seite 57)* und Medikamenten gegen Pilzerkrankungen (Ketokonazol). Die Konzentration der Medikamente kann sich im Blut verändern.

Alkohol ist zu meiden
Alkohol und Cannabinoide haben eine Wirkung auf das zentrale Nervensystem und können sich daher gegenseitig in ihrer Wirkung unkontrolliert beeinflussen.

Wenn Cannabinoide nicht helfen
Hier bleibt die Option, mehrere Schmerzmittel und Zusatz-Schmerzmittel zu kombinieren. Wenn noch keine Behandlung mit Opioiden *(Seite 90)* wie Morphin, Fentanyl, Hydromorphon oder Levomethadon versucht wurde, sollte dies unbedingt erfolgen, außer der Gesundheitszustand des Patienten lässt es nicht zu.

Ergänzend können Nicht-Opioid-Schmerzmittel *(Seite 89)* wie Metamizol oder Zusatz-Schmerzmittel *(Seite 91)* eingesetzt werden, abhängig von der Schmerzursache.

Angst und Unruhe können Schmerzen verstärken. Dann können Benzodiazepine *(Seite 25)* wie Lorazepam und Midazolam helfen, weil sie auch müde machen.

Bei Appetitverlust *(Seite 54)* ist ein Gespräch mit dem Arzt, der Pflegekraft oder dem Apotheker sinnvoll. Je nach Ursache können verschiedene Lösungsvorschläge gemacht werden. Dexamethason *(Seite 159)* und Mirtazapin *(Seite 43)* werden hier oft wegen ihres appetitanregenden Effekts angewendet.

Abhängig von den Ursachen von Übelkeit und Erbrechen *(Seite 149)* und den Begleiterkrankungen gibt es Alternativen zu Cannabinoiden, z.B. Dexamethason *(Seite 159)*, Dimenhydrinat *(Seite 152)*, Haloperidol *(Seite 155)*, Levomepromazin *(Seite 164)* oder Metoclopramid *(Seite 168)*.

Vorsicht Kinder!
Alle Medikamente mit Cannabinoiden müssen für Kinder unzugänglich aufbewahrt werden.

Diclofenac

| Typische Handelsnamen in Deutschland: | z.B. Voltaren®, Diclofenac® |
| Palliativmedizinische Einsatzgebiete (inkl. Off-Label-Gebrauch): | Schmerzen |

Diclofenac gehört zu den Nicht-Opioid-Schmerzmitteln *(Seite 89)*. Schmerzen werden am Anfang sehr oft mit Nicht-Opioid-Schmerzmitteln behandelt, wenn die Schmerzen leicht bis mäßig stark sind und keine klare Schmerzursache ausgemacht und behandelt werden kann.

Da Diclofenac nicht nur schmerzlindernd, sondern auch stark entzündungshemmend wirkt, zählt es zu den Nicht-Steroidalen Anti-Inflammatorischen Wirkstoffen (NSAID). Bei Gebrauch gemäß ärztlicher Verschreibung ist es gut verträglich. In der Regel wird von einem langfristigen Gebrauch abgeraten, weil sich die Funktion der Leber und vor allem der Nieren verschlechtern könnte. Auch bei Erkrankungen des Herzens und des Magen-Darm-Bereichs, bei Atemwegsbeschwerden und Juckreiz muss vorsichtig therapiert werden. Bei Palliativpatienten wird der Langzeitgebrauch genau abgewogen und nur befürwortet, wenn es nicht anders geht längerfristig verordnet. Meist werden verschiedene Schmerzmittel so kombiniert, dass die Dosis von allen Medikamenten niedrig gehalten werden kann.

Diclofenac wird in Medikamenten als Diclofenac-Natrium oder Diclofenac-Kalium eingesetzt.

Diclofenac gibt es mit und ohne Rezept, z.B. sind Tabletten mit 25 mg nicht verschreibungspflichtig. Ohne Rücksprache mit dem Arzt sollen nicht mehr als 3 Tabletten pro Tag an drei (Fieber) oder vier (Schmerzen) aufeinander folgenden Tagen eingenommen werden.

Wie hilft Diclofenac?
Diclofenac nimmt Schmerzen
Diclofenac hilft bei leichten bis mittelstarken Schmerzen *(Seite 86)* und wirkt vor allem bei Entzündungen im Bereich von Nerven, sowohl im Körper als auch im Gehirn. Entzündungen führen dazu, dass Schmerzen entstehen und weitergeleitet werden. Daher wirkt es auch bei rheumatischen Beschwerden in Gelenken, Knorpeln und Knochen.

Diclofenac wird angewendet bei Knochenschmerzen, z.B. durch Knochenmetastasen, bei Gelenk- und Muskelschmerzen, bei Kopfschmerzen und leichter bis mittelschwerer Migräne sowie bei akuten Schmerzen nach Operationen.

Als Gel oder Spray zum Auftragen oder als Schmerzpflaster zum Aufkleben auf die Haut sollen akute Muskel- und Gelenkschmerzen gelindert werden.
Diclofenac gibt es auch als Augentropfen bei Schmerzen und Entzündungen am Auge.

Diclofenac senkt Fieber
Diclofenac wirkt fiebersenkend, auch bei tumorbedingtem Fieber. Gleichzeitig reduziert es den Nachtschweiß bei Tumorpatienten.

Wie Sie Diclofenac anwenden können
Filmtabletten, Kapseln, Lösung/Tropfen (oral), Trinktabletten, Retardkapseln, Retardtabletten oder Weichkapseln
Diclofenac wird bei Schmerzen nach Bedarf oder kontinuierlich eingenommen. Die Schmerzlinderung beginnt nach ca. 20–30 Minuten. Wenn es sich um magensaftresistente Formen handelt (siehe Packungsbeilage), setzt die Wirkung erst innerhalb einer Stunde ein. Bei Retardtabletten oder Retardkapseln vergeht mehr als eine Stunde. Diese Formen eignen sich daher für die langfristige Behandlung, wenn die Schmerzmittel bereits gut eingestellt sind. Voraussetzung für eine mehrtägige Einnahme ist, dass mit keinem kurzfristigen Rückgang der Schmerzen zu rechnen ist.

Die Einzeldosis beträgt für Erwachsene 25–75 mg, in Retardformen oder Zäpfchen können auch 100 mg enthalten sein. Ohne Rücksprache mit dem Arzt sollte nicht mehr als 1 mg Diclofenac auf 1 kg Körpergewicht auf einmal eingenommen werden. Aufgrund der kurzen Wirkungsdauer wird Diclofenac dann alle 4–6 Stunden, als Retardtabletten oder -kapseln 1- bis 2-mal täglich eingenommen.

Die normalen Tabletten werden am besten nüchtern eingenommen. Bei Magen-Darm-Unverträglichkeit empfiehlt sich aber die Einnahme zum Essen. Retardformen sollten immer nüchtern geschluckt werden.

Bei leichten Schluckbeschwerden und Migränekopfschmerz eignen sich die Tropfen oder Trinktabletten: Das sind Tabletten, die in Wasser gelöst eine milchig trübe Suspension bilden.

Spritzen (Injektionen) in den Muskel (intramuskulär)
Injektionen in den Muskel sind vorteilhaft, wenn eine schnelle Wirkung innerhalb von 20–30 Minuten gewünscht ist oder wenn massive Schluckstörungen vorliegen. In der Spritze ist zusätzlich ein leichtes Betäubungsmittel enthalten. Trotzdem kann die Verabreichung der Spritze möglicherweise als schmerzhaft empfunden werden.

Zäpfchen (rektal)
Wenn Sie Tabletten oder die Tropfen nicht schlucken können, kommen eher Zäpfchen zum Einsatz. Zäpfchen werden nach dem Stuhlgang eingeführt, damit ein guter Kontakt zur Schleimhaut entsteht und der Wirkstoff entsprechend aufgenommen werden kann.

Kritische Fragen zu Diclofenac
Was tun bei zu hoher Dosierung?
Eine Überdosierung ist sehr unwahrscheinlich. Aber auch bei diesem sicher wirksamen Schmerzmittel sind die Höchstmengen zu beachten, die nicht überschritten werden dürfen.

Am sichersten ist eine Anwendung von maximal 75 mg pro Tag. Grundsätzlich sind bis zu 150 mg pro Tag für Erwachsene über einen längeren Zeitraum möglich. Das sind z.B. 3 Tabletten mit je 50 mg oder 2 Tabletten mit je 75 mg. Ein Zuviel kann mehr Nebenwirkungen und keine weitere Schmerzlinderung bedeuten.

Wichtig ist auszuschließen, dass Magen-Darm-Beschwerden oder Herzbeschwerden vorliegen. Bei Schwindel, Bauch- und Kopfschmerzen, Übelkeit, Erbrechen, verstärkten Herzbeschwerden oder Herzschwäche, Hautjucken, Blutungen im Magen-Darm-Bereich oder Schwarzfärbung des Stuhls sollte der behandelnde Arzt informiert werden.

Auf lange Sicht können Nieren und Leber Schaden nehmen. Dies merkt der Patient nicht sofort, die Schädigung passiert eher schleichend. In der Palliativphase fällt das vielleicht nicht auf, da Symptome oft wechseln und auf andere Ursachen zurückgeführt werden.

Patienten könnten geneigt sein, mehr einzunehmen, weil Schmerzen nicht ausreichend gelindert werden. Das muss der behandelnde Arzt unbedingt wissen, damit rasch auf stärker wirksame Schmerzmittel umgestellt werden kann.

Was tun, wenn eine Dosis ausgelassen wurde?
Eine versehentlich ausgelassene Dosis kann nachträglich eingenommen werden – aber nicht, wenn bereits Zeit für die nächste Einnahme ist. Eine doppelte Dosis ist zu vermeiden.

Möglicherweise merken Sie an Ihren Schmerzen, dass Sie eine Dosis vergessen haben. Es kann sein, dass der Arzt eine zusätzliche Bedarfsdosis eines anderen Schmerzmittels aufgeschrieben hat, das Sie dann ersatzweise einnehmen können.

Autofahren während der Behandlung?
Diclofenac kann schwindelig und müde machen. Fahren Sie nicht Auto und bedienen Sie keine Maschinen, ehe Sie wissen, wie das Medikament auf Sie wirkt.

Welche Nebenwirkungen sind bei Diclofenac häufig?
Diclofenac kann Magen-Darm-Beschwerden auslösen, also z.B. Übelkeit, Bauchschmerzen, Blähungen, Erbrechen, Verstopfung oder Durchfälle. Magen-Darm-Blutungen können bei hoher Dosierung oder längerem Gebrauch niedriger Dosen auftreten, besonders bei älteren Patienten. Ein Anzeichen ist z.B. die Schwarzfärbung des Stuhls. Wirkt Diclofenac aber sehr gut gegen die Schmerzen, kann zuerst versucht werden, ein Medikament zum Schutz des Magens zusätzlich anzuwenden. Bleiben die Magen-Darm-Beschwerden trotz 2- bis 3-tägiger Behandlung mit dem Magenschutz, sollte rasch auf andere Schmerzmittel umgestellt werden, die solche Nebenwirkungen nicht oder seltener zeigen. Der behandelnde Arzt kennt wirksame Alternativen.

Zäpfchen können zu Reizungen am Ort der Anwendung führen.

Was kann bei gleichzeitiger Anwendung anderer Medikamente passieren?
Diclofenac gibt es auch rezeptfrei in der Apotheke. Eine Kombination mit dem verschriebenen Diclofenac kann unbemerkt zu einer Überdosierung führen. Informieren Sie den Arzt deshalb immer über alle Mittel, die Sie einnehmen. Die Packungsbeilage beschreibt mögliche Wechselwirkungen ausführlich.

Medikamente, die ebenfalls zu Magen-Darm-Blutungen oder Störungen des Blutbilds führen können, sollen nur mit Vorsicht gleichzeitig eingenommen werden. Dazu zählen Ibuprofen *(Seite 117)*, Methotrexat, Kortison *(z.B. Dexamethason, Seite 159)*, Medikamente, welche die Blutgerinnung herabsetzen, z.B. Acetylsalicylsäure, Duloxetin *(Seite 31)*, Venlafaxin *(Seite 49)* oder Warfarin. Älteren Personen wird von der gleichzeitigen Anwendung dieser Wirkstoffe mit Diclofenac abgeraten, da es häufiger zu unerwünschten Blutungen kommt.

Bei gleichzeitiger Einnahme von Diclofenac und Medikamenten zur Blutdruckeinstellung kann der Blutdruck womöglich schlechter gesenkt werden.

Bei schlecht funktionierenden Nieren sollten wassertreibende Mittel und Diclofenac nicht gleichzeitig angewendet werden, da die Nieren weiter geschädigt werden können.

Alkohol ist zu meiden
Alkohol ist während der Einnahme von Diclofenac zu meiden, da beide zusammen eine schädliche Wirkung auf die Magenschleimhaut haben.

Wenn Diclofenac nicht hilft
Alternativen sind andere Nicht-Opioid-Schmerzmittel wie Ibuprofen *(Seite 117)*, Metamizol *(Seite 129)*, Naproxen oder Paracetamol *(Seite 142)*. Diclofenac hat unter ihnen die stärkste entzündungshemmende Wirkung. Weitere Unterschiede

gibt es bei der Wirksamkeit bei bestimmten Schmerzarten, bei der Schnelligkeit der Wirkung und bei der Häufigkeit von Nebenwirkungen. Der behandelnde Arzt wählt immer den Wirkstoff mit dem besten Nutzen und geringsten Schaden für den jeweiligen Patienten aus.

Die Kombination mehrerer Nicht-Opioid-Schmerzmittel ist bei Palliativpatienten nicht sinnvoll, zumal sie alle bei leichten bis mittelstarken Schmerzen wirken. In der Palliativphase wird aber nicht gewartet, bis Schmerzen unerträglich werden. Diclofenac ist ein leichtes Schmerzmittel und kann an seine Grenzen kommen. Auch kann es bei schlecht funktionierenden Nieren notwendig werden, auf andere Mittel auszuweichen, z.B. auf stärker wirksame Schmerzmittel. Das reduziert die Dosis der einzelnen Schmerzmittel, also auch ihre Nebenwirkungen, und erhöht die Schmerzlinderung. Z.B. kann die Kombination von Diclofenac mit einem schwachen Opioid wie Tramadol *(Seite 145)* die Schmerzen bessern. Die andere Möglichkeit wäre, direkt auf ein stärker wirksames Opioid *(Seite 90)* umzustellen. Opioide sind Morphin, Hydromorphon, Oxycodon, Fentanyl, Buprenorphin oder Levomethadon. Sie sind gut verträglich und bei stärksten Schmerzen sehr sinnvoll.

Zuletzt gibt es wirkungsvolle Zusatz-Schmerzmittel *(Seite 91)*. Sie helfen vor allem bei Nervenschmerzen mit einem einschießenden, brennenden Gefühl.

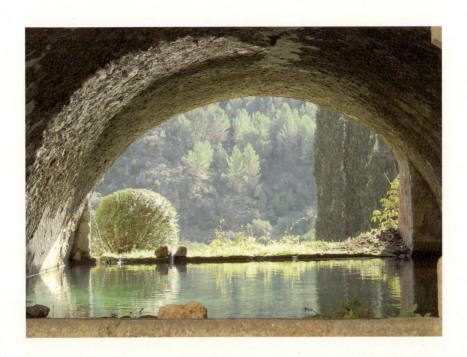

Fentanyl

Typische Handelsnamen in Deutschland:	z.B. Abstral®, Durogesic®, Effentora®, Fentanyl®, Matrifen®, Instanyl®, PecFent®
Palliativmedizinische Einsatzgebiete (inkl. Off-Label-Gebrauch):	Durchbruchschmerzen, Schmerzen, Atemnot

Fentanyl zählt zu den starken Schmerzmitteln aus der Opioid-Familie *(Seite 90)* und ist ein synthetischer, opiat-ähnlicher Stoff. Ein großer Vorteil von Fentanyl ist, dass es sehr gut über Haut und Schleimhäute aufgenommen wird.

Tabletten und Sprays enthalten Fentanylcitrat, Pflaster enthalten Fentanyl. Wir verwenden stets die Bezeichnung Fentanyl, der Einfachheit halber.

Wie hilft Fentanyl?
Fentanyl nimmt Schmerzen
Fentanyl ist ein stark wirksames Schmerzmittel. Verglichen mit Morphin *(Seite 133)* wirkt es ca. 100-mal stärker schmerzhemmend und wird daher viel geringer dosiert. Es hilft sowohl bei Dauerschmerzen (Pflaster) als auch bei plötzlich einschießenden Schmerzen (Spray oder auflösbare Tabletten). Je nach Schmerzart wird es in verschiedenen Anwendungsformen verschrieben.

Fentanyl lindert Atemnot
Fentanyl hilft auch sehr gut bei Atemnot, wird dann allerdings anders dosiert als zur Schmerzbekämpfung.

Bei Atemnot dockt Fentanyl an die Opioidrezeptoren im Atemzentrum *(Seite 23)* an und macht eine Kohlendioxiderhöhung im Blut erträglich. Es bremst die gesteigerte Atemtätigkeit oder den zwingenden Wunsch dazu und lindert Angst und Unruhe. Durch die beruhigte, vertiefte Atmung wird der Teufelskreis durchbrochen und die Atmung ökonomischer. Diese Verbesserung spürt der Patient innerhalb weniger Minuten.

Weitere Wirkungen
Fentanyl kann schläfrig machen. Außerdem hat es eine krampflösende Eigenschaft (innere Organe), die (zu starke) Darmaktivität drosselt, aber häufig zu Verstopfung führen kann. Zwar kommt Verstopfung bei Fentanyl, insbesondere bei Fentanyl-Pflastern seltener vor als z.B. bei Morphin *(Seite 133)*, trotzdem kann es sein, dass Sie vorsorglich auf dem Rezept für Fentanyl auch gleich ein mildes Abführmittel verschrieben bekommen.

Wie Sie Fentanyl anwenden
Fentanyl gibt es in verschiedenen Anwendungsformen.

Fentanyl als Schmerzpflaster (transdermal)
Pflaster helfen bei starken, lang andauernden Schmerzen und ersparen das Tablettenschlucken. Schmerzpflaster sind optimal bei weitgehend gleich bleibender, nicht schwankender Schmerzstärke. Eine Dosiseinstellung mit Pflastern gestaltet sich eher schwierig. Das Pflaster gibt das Fentanyl nämlich langsam und gleichmäßig ab.

Da Fentanyl fettlöslich ist, reichert es sich in der Haut an und es entsteht ein Speicher, aus dem Fentanyl allmählich ins Blut abgegeben wird. Die Stelle, an der das Pflaster sitzt, muss ausreichend Fettgewebe zur Speicherung des Fentanyls besitzen, denn an sehr dünnen Hautstellen, z.B. dort, wo Knochen gut spürbar sind, oder bei sehr mageren Patienten, nimmt der Körper weniger Wirkstoff aus dem Pflaster auf.

Die Schmerzlinderung setzt nach 12–24 Stunden ein und hält 48–72 Stunden an. Sie müssen Pflaster alle 3 Tage (ausnahmsweise alle 2 Tage) wechseln und jeweils auf eine andere unbehaarte Stelle (Brust, Rücken, Oberarm, Oberschenkel) kleben. Frühestens nach 7 Tagen dürfen Sie dieselbe Stelle wieder benutzen. Nicht auf frisch rasierte Haut kleben, da die Hautreizung nach Rasur zu einer veränderten Wirkstoffaufnahme führen kann!

Wenn Ihr Arzt Ihnen empfohlen hat, mehrere Pflaster gleichzeitig aufzukleben, sollten Sie alle gleichzeitig wechseln.

Fentanyl als Nasenspray (transmukosal)
Bei plötzlich einschießenden Schmerzattacken ist ein Nasenspray die am schnellsten wirkende Anwendung. Es gibt zwei Herstellungsformen des Nasensprays: die eine ist eine wässrige Lösung, die andere haftet gelartig an der Schleimhaut; diese beiden Formen fühlen sich in der Nase verschieden an. Es lindert Schmerzen innerhalb von 3–8 Minuten, die Wirkung hält 25–120 Minuten an.

Drücken Sie den Sprühknopf immer bis zum Anschlag. Bei ungenügender Schmerzlinderung sollten Sie frühestens nach 5–10 Minuten einen zweiten Sprühstoß abgeben. Es werden besonders genaue Sprühfläschchen eingesetzt. Diese sind so aufgebaut, dass Sie keinen Testsprühstoß in die Luft abgeben müssen: Sie können sich sicher sein, dass auch nach längerem Nichtgebrauch die richtige Menge Schmerzmittel abgegeben wird.

Fentanyl zum Auflösen im Mund
Auch Fentanyl, das über die Mundschleimhaut aufgenommen wird, hilft gegen schnell einschießende Schmerzen. Zwischen den einzelnen Anwendungen sollten

4 Stunden liegen. Nur bei Therapiebeginn kann es kürzere Abstände geben, um die Dosis einzustellen.

Einen Fentanyl-Stick bzw. -Lolli reiben Sie gegen die Wangeninnenseite – bitte nicht lutschen! Der Stick soll sich langsam auflösen. Den Speichel dabei möglichst nicht gleich schlucken, denn geschlucktes Fentanyl wirkt nur zu einem Drittel und erst innerhalb von 2 Stunden. Optimalerweise wirkt das Medikament innerhalb von 10 Minuten.

Fentanyl-Tabletten in der Backentasche (buccal) platziert oder unter die Zunge (sublingual) gelegt wirken nach 10–30 Minuten. Die Tabletten sollten Sie nicht aus der Packung herausdrücken, sondern vorsichtig die Folie abziehen, denn die Wirkung ist abhängig von der Tablettenoberfläche.

Mundtrockenheit stört die Aufnahme von Fentanyl. Feuchten Sie den Mund vor Fentanyl-Aufnahme etwas an. Mundschleimhautentzündungen sind kein Hindernis für die Anwendung.

Kritische Fragen zu Fentanyl
Kann Fentanyl süchtig machen?
Das Abhängigkeitsrisiko ist bei medizinischer Anwendung generell gering und insbesondere bei der Therapie starker Tumorschmerzen mit Pflastern vernachlässigbar. Zu vermeiden ist eine schlechte Einstellung der Basisschmerzmittel (Pflaster). Das merken Sie, wenn Schmerzspitzen öfters als 3- bis 4-mal pro Tag auftreten.

Eine Toleranzentwicklung, also ein geringeres Ansprechen, ist aber nach längerer Anwendung der gleichen Fentanyl-Dosis möglich. Denn der Körper kann sich an Fentanyl gewöhnen. Dann muss nach längerer Anwendung die Dosis erhöht werden. Dies ist aber bei Fentanyl-Pflastern seltener der Fall als z.B. bei Morphin *(Seite 133).*

Wenn man Fentanyl sehr oft sprüht, auch ohne stärkere Schmerzen, weil man sich danach vielleicht leichter fühlt, kann eine Sucht entstehen. Diese Sucht kann man aber mit Hilfe des Arztes überwinden. Danach wirkt das Medikament wieder besser gegen vorhandene Schmerzen.

Was tun bei zu hoher Dosierung?
Bei Fentanyl-Pflastern ist das Risiko gering, wenn Sie Folgendes beachten:
- Zuerst das alte Pflaster abziehen, dann das neue an einer anderen Stelle aufkleben.
- Mehr als ein Pflaster auf der Haut nur in Absprache mit Ihrem Arzt.
- Pflaster nicht ohne Anweisung des Arztes zerschneiden, sonst könnte der Wirkstoff bei einigen Pflastertypen unkontrolliert abgegeben werden.

- Die Haut unter einem Pflaster darf nicht erhitzt sein (Heizkissen, Sonne, Fieber). Das erhöht Wirkung und Nebenwirkungen. Eine kurze warme Dusche beeinträchtigt die Wirkweise nicht. Bei Saunagängen und heißem Wannenbad aufpassen.
- Pflaster nicht auf verletzte/gereizte Haut kleben.

Eine Überdosierung verursacht ganz enge Pupillen, Schläfrigkeit und eine sehr langsame Atmung. Sie sollten dann sofort den behandelnden Arzt benachrichtigen.

Im Falle einer ernsthaften Überdosierung wird ein Gegenmittel (Naloxon) gespritzt und die Atmung muss aufrechterhalten, eventuell unterstützt werden. Wenn die Atempausen zu lange werden, kann man durch kräftige Ansprache „Atmen nicht vergessen!" den Patienten an das Atmen erinnern. Die Zahl der Atemzüge sollte nicht weniger als 6- bis 10-mal in der Minute betragen. Trotz Gabe von Naloxon wird versucht, die schmerzlindernde Wirkung von Fentanyl aufrechtzuerhalten. In Ausnahmefällen sind eine Krankenhausaufnahme und intensivmedizinische Maßnahmen notwendig.

Was tun, wenn eine Dosis ausgelassen wurde?
Normalerweise wird die ausgelassene Dosis einfach weggelassen, außer der Arzt verordnet eine doppelte Einnahme. Ist der Pflasterwechsel verspätet erfolgt und sind keine weiteren Schmerzspitzen aufgetreten, kann eine Dosiserniedrigung in Betracht gezogen werden. Auf keinen Fall mehr als ein Pflaster aufkleben, außer in Absprache mit dem Arzt.

Absetzen von Fentanyl
Das Weglassen von Fentanyl wirkt sich erheblich auf das Schmerzgeschehen aus, da nur eine regelmäßige Anwendung eine ausreichende Schmerzlinderung verspricht. Symptome bei plötzlichem Absetzen sind Angstzustände, Muskelzittern, Schwitzen, Blässe, Übelkeit und Erbrechen. Langsames Absetzen minimiert das Auftreten von Nebenwirkungen.

Welche Nebenwirkungen sind bei Fentanyl häufig?
Opioide haben weitere Wirkungen *(Seite 90)* neben der Schmerzlinderung, die oft als Nebenwirkungen auffallen. Insgesamt betrachtet scheinen Nebenwirkungen bei Fentanyl-Pflastern weniger häufig zu sein als bei Morphin (Übelkeit, Erbrechen, Schwindel und Verstopfung).

Was kann bei gleichzeitiger Anwendung anderer Medikamente passieren?
Informieren Sie Ihren Arzt über alle Medikamente, die Sie anwenden. Die Packungsbeilage beschreibt mögliche Wechselwirkungen ausführlich.

Viele Medikamente, z.B. Schlafmittel, Antidepressiva und Mittel gegen Muskelverspannung, machen ebenfalls müde und schläfrig und können die Nebenwirkungen von Fentanyl verstärken.

Krampflösende Mittel wie Butylscopolamin *(Seite 74)* bewirken ebenso wie Fentanyl Mundtrockenheit und Verstopfung.

Die Anwendung von Carbamazepin *(Seite 57)* kann die Wirkung von Fentanyl vermindern.

Alkohol und Grapefruitsaft sind zu meiden
Der Genuss von deutlichen Mengen Alkohol verstärkt die Nebenwirkung von Fentanyl und ist zu vermeiden. Grapefruitsaft kann Wirkung und Nebenwirkung von Fentanyl verstärken und sollte deshalb nicht getrunken werden.

Wenn Fentanyl nicht hilft
Sprechen Sie dies unbedingt bei Ihrem behandelnden Arzt an! Wenn Fentanyl die Schmerzen nicht ausreichend lindert (oder bei Pflasterallergie), kann auf andere stark wirksame Opioide *(Seite 90)* wie Morphin, Hydromorphon, Oxycodon, Levomethadon oder Buprenorphin gewechselt werden. Ergänzend können Nicht-Opioid-Schmerzmittel *(Seite 89)* oder Zusatz-Schmerzmittel *(Seite 91)* eingesetzt werden, abhängig von der Schmerzursache.

Schmerzen können durch Angst und Unruhe verstärkt werden. Hier kann Lorazepam *(Seite 34)* helfen, das aber auch müde macht.

Vorsicht Kinder
Alle Medikamente mit Fentanyl müssen für Kinder unzugänglich aufbewahrt werden, da ein versehentliches Verschlucken oder Lutschen an Pflastern, selbst an verbrauchten Pflastern, durch Atemstillstand tödlich enden kann. Verbrauchte Pflaster enthalten noch erhebliche Mengen Wirkstoff, deshalb sollten sie zusammengeklebt, sofort und sicher entsorgt werden.

Hydromorphon

Typische Handelsnamen in Deutschland:	z.B. Palladon®, Hydromorphon®
Palliativmedizinische Einsatzgebiete (inkl. Off-Label-Gebrauch):	Schmerzen

Hydromorphon gehört zu den stärksten Schmerzmitteln aus der Familie der Opiate. Es ist ein halbsynthetisches Opioid *(Seite 90)*.

Wie hilft Hydromorphon?
Hydromorphon nimmt Schmerzen
Hydromorphon wird bei starken und sehr starken akuten wie auch langanhaltenden Schmerzen eingesetzt, wenn andere Schmerzmittel nicht mehr ausreichen. Es ist eine Alternative zu Morphin *(Seite 133)*.

Weitere Wirkungen
Hydromorphon macht schläfrig. Dies ist insbesondere am Anfang der Therapie und bei Dosiseinstellung der Fall. Außerdem wirkt es hustenreizstillend durch Wirkung im Hustenzentrum im Gehirn. Mit der krampflösenden Eigenschaft (innere Organe) geht eine Drosselung der Darmaktivität einher, die häufig zu Verstopfung führt. Deshalb wird auf dem Rezept für Hydromorphon in der Regel auch gleich ein mildes Abführmittel verordnet.

Wie Sie Hydromorphon anwenden können
Das Medikament wirkt je nach Herstellungsverfahren entweder sehr schnell oder verzögert, dafür aber länger anhaltend.

Hartkapseln: Schnelle Wirkung
Normale (Hart-)Kapseln setzen das Hydromorphon sofort frei, die Wirkung setzt nach etwa 30 Minuten ein. Die Dosis wird langsam und schrittweise gesteigert – bis zur bestmöglichen Schmerzlinderung. Dann wird diese Dosis alle 4–6 Stunden eingenommen, bei Magenunverträglichkeit zum Essen. Diese schnellfreisetzenden Kapseln sind für die Dauertherapie des Basisschmerzes weniger geeignet als Retardpräparate.

Retardtabletten, Retardkapseln: verzögerte, langanhaltende Wirkung
Retardkapseln oder Retardtabletten enthalten meist überzogene Kügelchen. Dieser Überzug bewirkt, dass das Hydromorphon nur langsam abgegeben wird. Die Wir-

kung setzt nach 2–5 Stunden ein und hält 8–12 Stunden an. Es gibt auch Retardtabletten, die nach Einnahme durch Berührung mit Flüssigkeit Hydromorphon kontinuierlich über 24 Stunden „herauspumpen". Daher wird retardiertes Hydromorphon je nach Hersteller entweder 1-, 2- oder 3-mal täglich eingenommen.

Retardkapseln können zwar geöffnet und die Kügelchen in Flüssigkeit eingenommen werden, ohne die verzögerte Freisetzung aufzuheben. Auf keinen Fall aber dürfen die Kügelchen aufgelöst, gekaut oder anderweitig zerstoßen werden, da der Wirkstoff sonst auf einmal freigesetzt wird. Dies würde zur Überdosierung führen. Tabletten dürfen Sie nur teilen, wenn diese ausdrücklich dafür vorgesehen sind (Beipackzettel, Arzt oder Apotheker befragen!).

Spritze/Tropf in die Vene (intravenös), in das Unterhautfettgewebe (subkutan) oder in den Muskel (intramuskulär)
Intravenöses Hydromorphon wirkt meist innerhalb von 5 Minuten. Für eine langfristige Schmerzlinderung wird die Hydromorphon-Lösung dem Körper kontinuierlich mit einer Schmerzpumpe *(siehe Seite 93)* zugeführt, vorzugsweise über das Unterhautfettgewebe. Auf diesem Weg wirkt es nach 5–10 Minuten.

Kritische Fragen zu Hydromorphon
Was tun bei zu hoher Dosierung?
Das Risiko ist äußerst gering, denn die Dosiseinstellung wird vom Arzt engmaschig kontrolliert. Eine Überdosierung verursacht ganz enge Pupillen, Schläfrigkeit und eine sehr langsame Atmung. Sie sollten dann sofort den behandelnden Arzt benachrichtigen.

Im Falle einer ernsthaften Überdosierung wird ein Gegenmittel (Naloxon) gespritzt und die Atmung muss aufrechterhalten, eventuell unterstützt werden. Wenn die Atempausen zu lange werden, kann man durch kräftige Ansprache „Atmen nicht vergessen!", den Patienten an das Atmen erinnern. Die Zahl der Atemzüge sollte nicht weniger als 6- bis 10-mal in der Minute betragen. Trotz Gabe von Naloxon wird versucht, die schmerzlindernde Wirkung von Hydromorphon aufrechtzuerhalten. In Ausnahmefällen sind eine Krankenhausaufnahme und intensivmedizinische Maßnahmen notwendig.

Was tun, wenn eine Dosis ausgelassen wurde?
Eine versehentlich ausgelassene Dosis können Sie nachträglich einnehmen – aber nicht, wenn bereits Zeit für die nächste Einnahme ist. Eine doppelte Dosis ist zu vermeiden.

Möglicherweise merken Sie an Ihren Schmerzen, dass Sie eine Dosis vergessen haben. Üblicherweise hat Ihnen aber Ihr Arzt eine zusätzliche Bedarfsdosis des

Medikaments aufgeschrieben, so dass Sie dann ersatzweise diese Bedarfsdosis einnehmen können.

Autofahren während der Behandlung?
Hydromorphon kann schwindelig und müde machen. Fahren Sie nicht Auto oder bedienen Sie keine Maschinen, ehe Sie wissen, wie das Medikament auf Sie wirkt. Wir raten Ihnen in den ersten Monaten nur nach Rücksprache mit dem behandelnden Arzt Auto zu fahren.

Welche Nebenwirkungen sind bei Hydromorphon häufig?
Opioide haben weitere Wirkungen *(Seite 90)* neben der Schmerzlinderung, die oft als Nebenwirkungen auffallen.

Kann Hydromorphon süchtig machen?
Das Abhängigkeitsrisiko ist bei medizinischer Anwendung generell gering und insbesondere bei Therapie von starken Tumorschmerzen vernachlässigbar. Zu vermeiden ist eine schlechte Einstellung der regelmäßig einzunehmenden Basisschmerzmittel. Das merken Sie, wenn Schmerzspitzen öfters als 3- bis 4-mal pro Tag auftreten.

Eine Toleranzentwicklung, also ein geringeres Ansprechen nach längerer Anwendung der gleichen Hydromorphon-Dosis ist aber möglich. Es handelt sich dabei um eine normale körperliche Anpassung.

Was kann bei gleichzeitiger Anwendung anderer Medikamente passieren?
Informieren Sie Ihren Arzt über alle Medikamente, die Sie anwenden. Die Packungsbeilage beschreibt mögliche Wechselwirkungen ausführlich.

Viele Medikamente verstärken die Nebenwirkungen von Hydromorphon, z.B. machen Schlafmittel, Antidepressiva und Mittel gegen Muskelverspannung, ebenfalls müde und schläfrig.

Krampflösende Mittel wie Butylscopolamin *(Seite 74)* verursachen auch Mundtrockenheit, Harnverhalt und Verstopfung.

Alkohol und Grapefruitsaft sind zu meiden
Alkohol verstärkt die Wirkung und Nebenwirkungen von Hydromorphon. Insbesondere bei Retardformen kann durch Alkoholgenuss deutlich schneller und mehr Wirkstoff freigesetzt werden als gewünscht. Auch Grapefruitsaft kann Wirkung und Nebenwirkungen verstärken und sollte deshalb während der Therapie nicht getrunken werden.

Wenn Sie keine Tabletten mehr schlucken können
Die Kügelchen in Retardkapseln können in Flüssigkeit oder Joghurt gestreut und geschluckt werden. Kauen müssen Sie dabei unbedingt vermeiden. Eine andere Alternative ist die Verabreichung von Hydromorphon über eine Spritze oder einen Tropf.

Wenn Hydromorphon nicht hilft
Sprechen Sie dies unbedingt bei Ihrem behandelnden Arzt an! Alternative Schmerzmittel sind andere Opioide wie Morphin *(Seite 133)*, Fentanyl *(Seite 108)*, Buprenorphin *(Seite 94)* oder Levomethadon *(Seite 126)*. Oft wird Hydromorphon als Basismedikament eingenommen und bei Schmerzspitzen wird ein Fentanyl-Nasenspray eingesetzt.

Ergänzend können Nicht-Opioid-Schmerzmittel *(Seite 89)* oder Zusatz-Schmerzmittel *(Seite 91)* eingesetzt werden, abhängig von der Schmerzursache.

Schmerzen können durch Angst und Unruhe verstärkt werden. Hier kann Lorazepam *(Seite 34)* helfen, das aber auch müde macht.

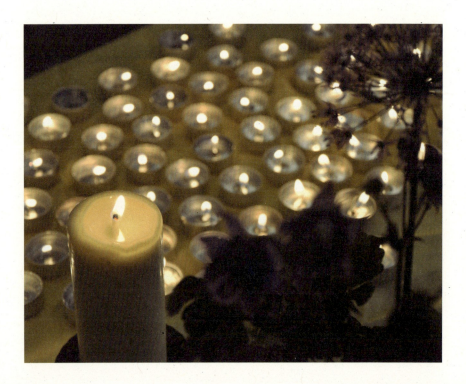

Ibuprofen

Typische Handelsnamen in Deutschland:	z.B. Ibuprofen®
Palliativmedizinische Einsatzgebiete (inkl. Off-Label-Gebrauch):	Schmerzen

Ibuprofen gehört zu den Nicht-Opioid-Schmerzmitteln *(Seite 89)*. Eine Schmerzbehandlung wird in der Regel mit Nicht-Opioid-Schmerzmitteln eingeleitet, wenn die Schmerzen leicht bis mäßig stark sind und wenn keine klare Ursache für die Schmerzen ausgemacht und behandelt werden kann. Da Ibuprofen nicht nur schmerzlindernd, sondern auch entzündungshemmend wirkt, zählt es zu den Nicht-Steroidalen Anti-Inflammatorischen Wirkstoffen (NSAID).

Bei Gebrauch gemäß ärztlicher Verschreibung ist es gut verträglich. In der Regel wird von einem langfristigen Gebrauch abgeraten, weil sich die Funktion der Leber und vor allem der Nieren verschlechtern könnte. Auch bei Erkrankungen des Herzens und des Magen-Darm-Bereichs, bei Atemwegsbeschwerden und Juckreiz muss vorsichtig therapiert werden. Bei Palliativpatienten wird der Langzeitgebrauch genau abgewogen und nur befürwortet, wenn es nicht anders geht. Meist werden verschiedene Schmerzmittel so kombiniert, dass die Dosis von allen Medikamenten niedrig gehalten werden kann.

Zu beachten sind auch bei diesem sicher wirksamen Schmerzmittel die zulässigen Höchstmengen, die nicht überschritten werden dürfen. Ibuprofen gibt es mit und ohne Rezept. Z.B. sind Tabletten mit 400 mg pro Tablette in einer Packung mit bis zu 20 Stück nicht verschreibungspflichtig. Ohne Rücksprache mit dem Arzt sollen nicht mehr als 3 Tabletten pro Tag eingenommen werden.

Erhältlich sind Medikamente nur mit Ibuprofen oder mit einer Verbindung aus Ibuprofen und Lysin („Ibuprofen, DL-Lysinsalz"). Die Verbindung mit Lysin lässt Ibuprofen schneller wirken, was vor allem bei akuten Schmerzen sinnvoll ist. Deshalb sind solche Präparate ohne Rezept erhältlich.

Wie hilft Ibuprofen?
Ibuprofen nimmt Schmerzen
Ibuprofen hilft bei leichten bis mittelstarken Schmerzen und wirkt vor allem bei Entzündungen im Bereich von Nerven, sowohl im Körper als auch im Gehirn. Entzündungen führen nämlich dazu, dass Schmerzen entstehen und weitergeleitet werden. Daher wirkt es auch bei rheumatischen Beschwerden in Gelenken, Knorpeln und Knochen.

Ibuprofen wird angewendet bei Knochenschmerzen, z.B. durch Knochenmetastasen, bei Gelenk- und Muskelschmerzen, bei Kopfschmerzen, bei leichter bis mittelschwerer Migräne, bei akuten Schmerzen nach Operationen und auch nach zahnärztlichen Eingriffen. Bei Cystischer Fibrose wird Ibuprofen off-label *(Seite 16)* eingesetzt, um einer Verschlechterung der Lungenfunktion entgegenzuwirken.

Als Gel oder Creme auf die Haut aufgetragen sollen akute Muskel- und Gelenkschmerzen gelindert werden. Zwar gibt es auch eine Injektionslösung mit Ibuprofen, diese ist aber nicht zur Schmerzbehandlung vorgesehen.

Ibuprofen senkt Fieber
Ibuprofen wirkt fiebersenkend, auch bei tumorbedingtem Fieber. Gleichzeitig reduziert es den Nachtschweiß bei Tumorpatienten.

Wie Sie Ibuprofen anwenden können
Brausegranulat, Filmtabletten, Kapseln, Retardtabletten, Saft/Sirup, Schmelztabletten oder Weichkapseln (oral)
Ibuprofen wird bei akuten Schmerzen nach Bedarf eingenommen. Die Schmerzlinderung beginnt nach ca. 15–30 Minuten. Die Einzeldosis beträgt 400–800 mg. Voraussetzung für die langfristige Einnahme ist, dass mit dem Rückgang der Schmerzen nicht zu rechnen ist. Aufgrund der kurzen Wirkungsdauer wird Ibuprofen dann alle 4–6 Stunden, in Retardtabletten alle 8 Stunden eingenommen. Ein Zuviel kann jedoch mehr Nebenwirkungen, aber keine weitere Schmerzlinderung bedeuten. Die Höchstmenge pro Tag liegt daher bei 2400 mg für Erwachsene. Das sind entweder 6 Tabletten mit je 400 mg oder 4 Tabletten mit je 600 mg oder 3 Retardtabletten mit je 800 mg verteilt über den Tag.

Die normalen Tabletten werden zwar am besten nüchtern eingenommen, bei Magen-Darm-Unverträglichkeit empfiehlt sich aber die Einnahme zum Essen. Retardtabletten sollten immer nüchtern geschluckt werden.

Bei leichten Schluckbeschwerden und Migränekopfschmerz eignen sich der Saft oder das Brausegranulat. Die Schmelztabletten sind für Kinder geeignet.

Zäpfchen (rektal)
Wenn Sie nicht schlucken können, kommen eher Zäpfchen zum Einsatz. Die Wirkung tritt, verglichen mit der oralen Einnahme, etwas verzögert nach 30–60 Minuten ein. Zäpfchen werden nach dem Stuhlgang eingeführt, damit ein guter Kontakt zur Schleimhaut entsteht und der Wirkstoff aufgenommen werden kann.

Kritische Fragen zu Ibuprofen

Was tun bei zu hoher Dosierung?
Eine Überdosierung ist sehr unwahrscheinlich. Am sichersten ist eine Anwendung von maximal 1200 mg pro Tag. Grundsätzlich ist die Obergrenze von 2400 mg pro Tag über einen längeren Zeitraum möglich. Voraussetzung ist, dass keine Magen-Darm-Beschwerden oder Herzbeschwerden vorliegen. Verspürt ein Patient Schwindel, Bauch- und Kopfschmerzen, Übelkeit, Erbrechen, verstärkte Herzbeschwerden oder Herzschwäche, Hautjucken, kommt es zu Blutungen im Magen-Darm-Bereich oder Schwarzfärbung des Stuhls, sollte der behandelnde Arzt informiert werden.

Auf lange Sicht können Nieren und Leber Schaden nehmen, aber dies merkt der Patient nicht sofort, die Schädigung erfolgt eher schleichend. In der Palliativphase fällt das vielleicht nicht auf, da Symptome oft wechseln und auf andere Ursachen zurückgeführt werden.

Patienten könnten geneigt sein, mehr einzunehmen, weil Schmerzen nicht ausreichend gelindert werden. Das muss der behandelnde Arzt unbedingt wissen, damit rasch auf stärker wirksame Schmerzmittel umgestellt werden kann.

Was tun, wenn eine Dosis ausgelassen wurde?
Eine versehentlich ausgelassene Dosis kann nachträglich eingenommen werden – aber nicht, wenn bereits Zeit für die nächste Einnahme ist. Eine doppelte Dosis ist zu vermeiden.

Möglicherweise merken Sie an Ihren Schmerzen, dass Sie eine Dosis vergessen haben. Es kann sein, dass der Arzt eine zusätzliche Bedarfsdosis eines anderen Schmerzmittels aufgeschrieben hat, das dann ersatzweise eingenommen werden kann.

Welche Nebenwirkungen sind bei Ibuprofen häufig?
Ibuprofen kann Magen-Darm-Beschwerden auslösen, also z.B. Übelkeit, Bauchschmerzen, Blähungen, Erbrechen, Verstopfung oder Durchfälle. Magen-Darm-Blutungen können bei hoher Dosierung oder längerem Gebrauch auftreten, besonders bei älteren Patienten. Ein Zeichen ist z.B. die Schwarzfärbung des Stuhls. Wirkt Ibuprofen aber sehr gut gegen die Schmerzen, kann zuerst versucht werden ein Medikament zum Schutz des Magens zusätzlich anzuwenden. Bleiben die Magen-Darm-Beschwerden trotz 2- bis 3-tägiger Behandlung mit dem Magenschutz, sollte rasch auf andere Schmerzmittel umgestellt werden, die solche Nebenwirkungen nicht oder seltener zeigen. Der behandelnde Arzt kennt wirksame Alternativen.

Zäpfchen können zu Reizungen am Ort der Anwendung führen.

Was kann bei gleichzeitiger Anwendung anderer Medikamente passieren?
Viele in der Apotheke rezeptfrei erhältliche Mittel gegen Schmerzen, Fieber und Erkältung enthalten Ibuprofen. Eine Kombination mit dem bereits verschriebenen Ibuprofen kann unbemerkt zu einer Überdosierung führen. Informieren Sie den Arzt deshalb immer über alle Mittel, die Sie einnehmen. Die Packungsbeilage beschreibt mögliche Wechselwirkungen ausführlich.

Medikamenten, die ebenfalls zu Magen-Darm-Blutungen oder Störungen des Blutbilds führen können, sollen nur mit Vorsicht gleichzeitig eingenommen werden: Dazu zählen Diclofenac *(Seite 103)*, Methotrexat, Kortison *(z.B. Dexamethason, Seite 159)*, Medikamente, welche die Blutgerinnung herabsetzen, z.B. Acetylsalicylsäure, Duloxetin *(Seite 31)*, Venlafaxin *(Seite 49)* oder Warfarin. Älteren Personen wird von der gleichzeitigen Anwendung dieser Wirkstoffe mit Ibuprofen abgeraten, da es häufiger zu unerwünschten Blutungen kommen kann.

Bei gleichzeitiger Einnahme von Ibuprofen und Medikamenten zur Blutdruckeinstellung kann der Blutdruck womöglich schlechter gesenkt werden.

Bei schlecht funktionierenden Nieren sollten wassertreibende Mittel und Ibuprofen nicht gleichzeitig angewendet werden, da die Nieren weiter geschädigt werden können.

Alkohol ist zu meiden
Alkoholkonsum ist während der Einnahme von Ibuprofen zu vermeiden, da beide zusammen eine schädliche Wirkung auf die Magenschleimhaut haben.

Wenn Ibuprofen nicht hilft

Andere Nicht-Opioid-Schmerzmittel sind Diclofenac *(Seite 103)*, Metamizol *(Seite 129)*, Naproxen oder Paracetamol *(Seite 142)*. Sie unterscheiden sich in der Wirksamkeit bei bestimmten Schmerzarten, in der Schnelligkeit der Wirkung und in der Häufigkeit von Nebenwirkungen. Der behandelnde Arzt wählt immer den Wirkstoff mit dem besten Nutzen und geringsten Schaden für den jeweiligen Patienten aus. Die Kombination dieser Schmerzmittel ist bei Palliativpatienten aber nicht sinnvoll, zudem wirken sie alle bei leichten bis mittelstarken Schmerzen.

In der Palliativphase wird nicht gewartet, bis Schmerzen unerträglich werden. Ibuprofen ist ein leichtes Schmerzmittel und kann an seine Grenzen kommen. Auch kann es bei schlecht funktionierenden Nieren notwendig werden, auf andere Wirkstoffgruppen auszuweichen.

Eine Möglichkeit ist, zusätzlich stärker wirksame Schmerzmittel anzuwenden. Das vermindert die Dosis der einzelnen Schmerzmittel, also auch ihre Nebenwirkungen, und erhöht den Erfolg, Schmerzen wirksam zu lindern. Z.B. kann die Kombination von Ibuprofen mit einem schwachen Opioid wie Tramadol *(Seite 145)* die Schmerzen bessern.

Die andere Möglichkeit ist, direkt auf ein stärker wirksames Opioid *(Seite 90)* wie Morphin, Hydromorphon, Oxycodon, Fentanyl, Buprenorphin oder Levomethadon umzustellen. Sie sind gut verträglich und bei stärksten Schmerzen sehr sinnvoll.

Zuletzt gibt es auch wirkungsvolle Zusatz-Schmerzmittel *(Seite 91)*, die helfen, das Schmerzempfinden zu vermindern. Sie helfen vor allem bei Nervenschmerzen mit einem einschießenden, brennenden Gefühl.

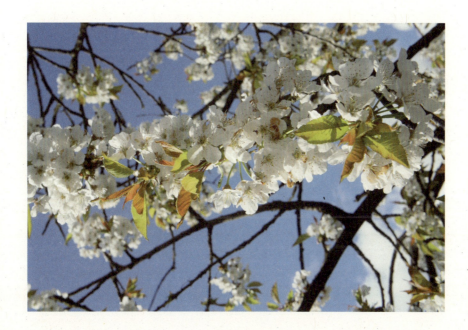

Ketamin

Typische Handelsnamen in Deutschland:	z.B. Ketamin®
Palliativmedizinische Einsatzgebiete (inkl. Off-Label-Gebrauch):	Schmerzen

Ketamin ist eigentlich ein Narkosemittel und wird wegen seiner guten Verträglichkeit vor allem bei Kindern eingesetzt. Schmerzen, die sonst nicht beherrschbar sind, kann Ketamin wirksam lindern. In der Regel wird es zusätzlich in Kombination mit stark wirksamen Opioiden *(Seite 90)* eingesetzt. In niedriger Dosierung wirkt Ketamin nur als Schmerzmittel.

Ketamin nimmt Schmerzen

Ketamin lindert starke Tumorschmerzen, speziell überschießende Nervenschmerzen. Es hilft als Basismedikation und vermindert die Anzahl von Schmerzspitzen. Ketamin unterbricht dabei die bei chronischen Schmerzen stattfindende Schmerzverstärkung im Rückenmark und schützt überaktive Nerven vor Überreizung. Falls die schmerzlindernde Wirkung von Opioiden bei Ihnen mit der Zeit nachlässt, kann der gleichzeitige Einsatz von Ketamin die Wirkung von Opioiden wieder verstärken. Daher bezeichnet man es auch als Zusatz-Schmerzmittel *(Seite 91)*.

Das Anwendungsgebiet Schmerz ist ein Off-Label-Gebrauch *(Seite 16)* von Ketamin.

Wie Sie Ketamin anwenden können

Ketamin-Spritzen (Injektionen) in die Vene (intravenös)
Ketamin wird meist über die Vene verabreicht: in Form einer dauerhaften, langsamen Infusion, z.B. als intravenöse PCA-Pumpe *(Schmerzpumpe, Seite 93)*. Die Schmerzhemmung beginnt nach 2–5 Minuten. Nach einer kürzeren Behandlung über 3–5 Tage kann der schmerzhemmende Effekt sehr lange andauern.

Eine intramuskuläre Anwendung (Spritze in den Muskel) wird praktisch nicht durchgeführt, weil sie keine Vorteile bringt.

Ketamin-„Tropf" in das Unterhautfettgewebe (subkutan)
Über eine Art „Gewebe-Tropf" gelangt Ketamin alleine oder zusammen mit anderen wichtigen Medikamenten kontinuierlich als Lösung ins Fettdepot unterhalb der Haut und von dort aus allmählich ins Blut. Es wirkt nach 15–30 Minuten. Die subkutane Anwendung ist seltener als die Gabe über die Vene und gilt als Off-Label-Gebrauch *(Seite 16)*. Wenn Sie an der Einstichstelle akute Hautreizungen feststellen,

sollten Sie umgehend Ihren Arzt informieren. Ein Wechsel auf die intravenöse Anwendung schafft Abhilfe.

Andere Anwendungsformen
Ketamin wird in der Regel intravenös verabreicht, doch es gibt aus der langjährigen Erfahrung in der Palliativversorgung andere Anwendungsarten, die angepasst an Ihr Schmerzgeschehen und Ihren Gesundheitszustand vielleicht Vorteile bringen können. Ihr behandelnder Arzt bespricht die konkrete Anwendung von Ketamin mit Ihnen, so dass Sie genau Bescheid wissen, z.B.: Ketamin-Kapseln, die für Sie hergestellt werden.

Orale Einnahme der Injektionslösung, z.B. in Fruchtsaft gemischt, um den bitteren Geschmack zu überdecken. Hier wirkt Ketamin nach ca. 30 Minuten.

Kritische Fragen zu Ketamin

Was tun bei zu hoher Dosierung?
Ihr Arzt bleibt während und nach der Anwendung bei Ersteinstellung bei Ihnen und beobachtet Ihren Zustand. Eine Überdosierung ist so kaum möglich.

Es kann sein, dass Ihnen Ketamin-Kapseln zur eigenständigen Anwendung überlassen wurden. Eine Überdosierung äußert sich in verstärkter Müdigkeit, Schläfrigkeit und der Entwicklung von Wahrnehmungsstörungen. Informieren Sie dann unverzüglich Ihren Arzt.

Was tun, wenn eine Dosis ausgelassen wurde?
Falls Sie Ketamin oral anwenden, können Sie eine versehentlich ausgelassene Dosis nachträglich einnehmen – aber nicht, wenn bereits Zeit für die nächste Einnahme ist. Eine doppelte Dosis ist zu vermeiden.

Autofahren während der Behandlung?
Ketamin kann schwindlig und müde machen. Fahren Sie nicht Auto und bedienen Sie keine Maschinen, ehe Sie wissen, wie das Medikament auf Sie wirkt. Wir raten Ihnen, in den ersten Wochen nur nach Rücksprache mit dem behandelnden Arzt Auto zu fahren.

Welche Nebenwirkungen sind bei Ketamin häufig?
Die für Ketamin in der Packungsbeilage beschriebenen Nebenwirkungen treten sehr selten auf, da Ketamin bei Schmerzen wesentlich niedriger dosiert wird als bei einer Narkose und die Nebenwirkungen dosisabhängig sind. Die Nebenwirkungen gehen im Allgemeinen zurück, wenn die Dosis von Ketamin oder gleichzeitig einge-

nommenen Opioiden *(Seite 90)* reduziert wird, vorausgesetzt die Schmerzlinderung ist weiterhin zufriedenstellend.

Nebenwirkungen	Was hilft dagegen?
Eventuell verstärkte Müdigkeit, Schläfrigkeit, Beruhigung, schnellerer Herzschlag → gehäuft bei Kombination mehrerer Schmerzmittel	Eventuell reduziert Ihr Arzt die Dosis.
Wahrnehmungsstörungen → gehäuft bei Kombination mehrerer Schmerzmittel	Manchmal werden Zusatz-Schmerzmittel *(Seite 91)* bei Therapiestart mit Ketamin mit verordnet, damit die Dosis von Ketamin klein gehalten werden kann.
Erhöhter Speichelfluss	Wenn Ihnen dies unangenehm ist, sprechen Sie mit Ihrem Arzt darüber, hier gibt es verschiedene Möglichkeiten. Manchmal gleicht sich der Effekt aber mit der bei Palliativpatienten viel häufiger vorkommenden Mundtrockenheit aus.

Kann Ketamin süchtig machen?
Beim Gebrauch als Schmerzmittel wurden bisher keine Sucht oder Symptome nach Absetzen beobachtet. Generell gibt es bei Patienten ohne frühere Suchterkrankung keine Bedenken.

Was kann bei gleichzeitiger Anwendung anderer Medikamente passieren?
Viele Medikamente verstärken die Nebenwirkungen von Ketamin. Opioide, Schlafmittel, Antidepressiva und Mittel gegen Muskelverspannung machen z.B. ebenfalls müde und schläfrig.

Die Packungsbeilage beschreibt mögliche Wechselwirkungen ausführlich. Zudem sollten Sie den verschreibenden Arzt über alle Medikamente informieren, die Sie einnehmen.

Alkohol ist zu meiden
Alkoholkonsum sollte vermieden werden, da es die Nebenwirkungen von Ketamin verstärkt.

Wenn Ketamin nicht hilft
Sprechen Sie dies unbedingt bei Ihrem Arzt an! Verschiedene Schmerzmittel können kombiniert werden, um eine optimale Schmerzlinderung zu erzielen, z.B. Ke-

tamin mit stark wirksamen Opioiden *(Seite 90)* oder mit anderen Zusatz-Schmerzmitteln *(Seite 91)*.

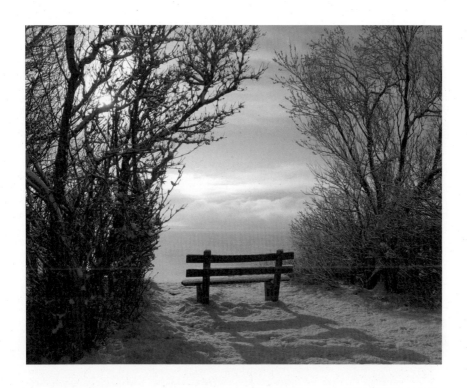

Levomethadon

Typische Handelsnamen in Deutschland:	z.B. L-Polamidon®, Levomethadon®
Palliativmedizinische Einsatzgebiete (inkl. Off-Label-Gebrauch):	Schmerzen, Nervenschmerzen

Levomethadon oder L-Polamidon® ist ein starkes Schmerzmittel und zählt zu den synthetischen Opioiden.

Levomethadon nimmt Schmerzen
Insbesondere bei chronischen Tumorschmerzen ist Levomethadon unverzichtbar. Wenn andere starke Schmerzmittel trotz Dosissteigerung nicht mehr wirken, ist Levomethadon eine Alternative. Dabei hat Levomethadon Vorteile, wenn zusätzlich Nervenschmerzen *(Seite 92)* behandelt werden sollen.

Levomethadon wirkt dreifach gegen Schmerzen. Es bremst die Schmerzweiterleitung und aktiviert die Schmerzhemmung im zentralen Nervensystem *(Seite 92)*. Zusätzlich schützt es im Rückenmark auf zweierlei Wegen überaktive Nerven vor Überreizung.

Wie Sie Levomethadon anwenden können

Tropfen (oral)
Wenn Sie Levomethadon als Schmerzmittel bekommen, wird die Dosis unter engmaschiger Kontrolle des Arztes eingestellt, am besten im Krankenhaus oder unter Aufsicht eines erfahrenen Schmerztherapeuten oder Palliativmediziners. In den ersten 3 Tagen wird Levomethadon 3-mal am Tag im Abstand von 8 Stunden eingenommen, wobei der Arzt die Einzeldosis täglich anpasst. Sobald eine stabile Tropfenmenge erreicht ist, wird Levomethadon alle 8–12 Stunden gleichmäßig eingenommen. Oft wird dann erst der Schmerz anhaltend gelindert. Bei Schmerzspitzen werden zusätzliche Gaben von Levomethadon oder anderen Schmerzmitteln nach Bedarf angewendet. Da Levomethadon bei regelmäßiger Gabe im Körper (Gewebe) gespeichert werden und dadurch sehr lange (nach-)wirken kann, wird Ihr Arzt die Anwendung stets kontrollieren. Er kann dann rechtzeitig erkennen, ob Nebenwirkungen verstärkt auftreten.

Spritze/Tropf in die Vene (intravenös), in das Unterhautfettgewebe (subkutan)
Levomethadon kann über eine Infusion in das Hautfettgewebe verabreicht werden. Seltener erfolgt eine Injektion (Spritze) oder Infusion über die Vene.

Kritische Fragen zu Levomethadon

Was tun bei zu hoher Dosierung?
Das Risiko ist äußerst gering, denn die Dosiseinstellung wird vom Arzt engmaschig kontrolliert. Eine Überdosierung verursacht ganz enge Pupillen, Schläfrigkeit und eine sehr langsame Atmung. Sie sollten dann sofort den behandelnden Arzt benachrichtigen.

Im Falle einer ernsthaften Überdosierung wird ein Gegenmittel (Naloxon) gespritzt und die Atmung muss aufrechterhalten, eventuell unterstützt werden. Wenn die Atempausen zu lange werden, kann man durch kräftige Ansprache „Atmen nicht vergessen!" den Patienten an das Atmen erinnern. Die Zahl der Atemzüge sollte nicht weniger als 6- bis 10-mal in der Minute betragen. Trotz Gabe von Naloxon wird versucht, die schmerzlindernde Wirkung von Levomethadon aufrechtzuerhalten. In Ausnahmefällen sind eine Krankenhausaufnahme und intensivmedizinische Maßnahmen notwendig.

Was tun, wenn eine Dosis ausgelassen wurde?
Eine versehentlich ausgelassene Dosis können Sie nachträglich einnehmen – aber nicht, wenn bereits Zeit für die nächste Einnahme ist. Eine doppelte Dosis ist zu vermeiden.

Autofahren während der Behandlung?
Levomethadon kann schwindelig und müde machen. Fahren Sie nicht Auto oder bedienen Sie keine Maschinen, ehe Sie wissen, wie das Medikament auf Sie wirkt. Wir raten Ihnen generell vom Autofahren ab.

Welche Nebenwirkungen sind bei Levomethadon häufig?

Nebenwirkungen	Was hilft dagegen?
Müdigkeit, Schwindel, Benommenheit und Schwäche ➡ meist am Anfang der Behandlung und bei Dosissteigerung	Manche Patienten gewöhnen sich an diese Effekte. Wenn die Schwäche zu lähmend ist, sprechen Sie mit Ihrem Arzt. Er wird die Dosis eventuell erneut anpassen und/oder zusätzlich ein Nicht-Opioid-Schmerzmittel *(Seite 89)* oder Zusatz-Schmerzmittel *(Seite 91)* verschreiben.
Verstopfung ➡ als Folge der Wirkung im Magen-Darm-Bereich	Anwendung eines milden Abführmittels *(Seite 173)*.

Übelkeit und Erbrechen → meist nur während der Dosiseinstellung am Anfang	Es gibt wirkungsvolle Medikamente gegen Übelkeit und Erbrechen *(Seite 149)*.
Mundtrockenheit	Kaugummis kauen. Bonbons oder Eiswürfel lutschen Mundbefeuchtungsmittel.
Herzprobleme	Ihr Arzt wird die Dosis eventuell senken oder auf ein anderes Schmerzmittel umstellen.

Kann Levomethadon süchtig machen?
Wenn eine lebensbedrohliche Krebserkrankung vorliegt, ist das Abhängigkeitsrisiko gegenüber dem Nutzen, Schmerz zu lindern, vernachlässigbar. Levomethadon hat generell ein geringes Suchtpotenzial, da es nach dem Einnehmen oder der Infusion sehr langsam im Körper anflutet: Es gibt keinen „Kick". Daher wird es auch als Drogenersatzmittel bei Entzug eingesetzt.

Was kann bei zusätzlicher Anwendung anderer Arzneimittel passieren?
Informieren Sie Ihren Arzt über alle Medikamente, die Sie anwenden. Die Packungsbeilage beschreibt mögliche Wechselwirkungen ausführlich.
- Viele Medikamente verstärken die Nebenwirkungen von Levomethadon, z.B. machen Schlafmittel, Antidepressiva und Mittel gegen Muskelverspannung ebenfalls müde und schläfrig.
- Carbamazepin *(Seite 57)*, Phenytoin und Phenobarbital können die Wirkung von Levomethadon absenken.
- Amitriptylin *(Seite 26)* und Cimetidin verstärken die Wirkung von Levomethadon.

Alkohol und Grapefruitsaft sind zu meiden
Alkohol verstärkt die Wirkung und Nebenwirkungen von Levomethadon. Auch Grapefruitsaft kann die Wirkung verstärken, deshalb sollten Sie auch Grapefruitsaft meiden.

Wenn Levomethadon nicht hilft
Sprechen Sie dies unbedingt bei Ihrem behandelnden Arzt an! Ein Wechsel auf andere Schmerzmittel wie Fentanyl *(Seite 108)* oder Buprenorphin *(Seite 94)* könnte helfen.
   Bei Nervenschmerzen könnte ein Zusatz-Schmerzmittel *(Seite 91)* eingesetzt werden.

Metamizol

Typische Handelsnamen in Deutschland:	z.B. Novalgin®, Metamizol®, Novaminsulfon®
Palliativmedizinische Einsatzgebiete (inkl. Off-Label-Gebrauch):	Bauchkrämpfe, Fieber, Schmerzen

Metamizol, auch Novaminsulfon genannt, ist ein Nicht-Opioid-Schmerzmittel *(Seite 89)* und wird auch in Kombination mit Opioiden *(Seite 90 ff)* verschrieben. Anders als Opioide beeinträchtigt es nicht das Bewusstsein. Verglichen mit den Nicht-Opioid-Schmerzmitteln Diclofenac *(Seite 103)*, Ibuprofen *(Seite 117)* oder Acetylsalicylsäure zeichnet sich Metamizol durch gute Magen- und Darmverträglichkeit aus.

Metamizol nimmt Schmerzen
Metamizol wirkt schmerzhemmend, fiebersenkend und krampflösend.
Es ist das Mittel der Wahl bei krampfartigen Bauchschmerzen, z.B. Nieren- oder Gallenkoliken, und lindert auch andere Krämpfe (Spastik) und Zuckungen (Myoklonus). Es hat sich bei mittleren bis starken Krebsschmerzen bewährt. Bei sehr starken Schmerzen wird es oft mit Opioiden kombiniert. So kann die Dosis von Metamizol und Opioid niedriger gehalten werden, sodass bei optimaler Schmerzlinderung weniger Nebenwirkungen auftreten.

Wie Sie Metamizol anwenden können
Metamizol kann sowohl bei Bedarf als auch regelmäßig eingenommen werden.

Brausetabletten, Filmtabletten, Tabletten, Tropfen, Hartkapseln (oral)
Akute Schmerzen werden 30–60 Minuten nach der Einnahme deutlich gelindert. Metamizol wirkt 4–6 Stunden und sollte 4-mal, im Ausnahmefall maximal 6-mal am Tag eingenommen werden. Die Einnahme erfolgt bevorzugt nüchtern, bei Unwohlsein zum Essen. Bei leichten Schluckbeschwerden oder Mundtrockenheit helfen Tropfen oder Brausetabletten.

Spritze/Tropf in das Unterhautfettgewebe (subkutan)
Metamizol kann in das Fettdepot der Unterhaut gespritzt oder langsam infundiert werden (kontinuierliche Injektion). Diese subkutane Anwendung hat sich in der Praxis sehr gut bewährt, es handelt sich um einen Off-Label-Gebrauch *(Seite 16)*. Hier muss allerdings auf Hautreizungen an der Einstichstelle geachtet werden.

Spritze/Tropf in die Vene (intravenös)
Einmalige Injektionen in die Vene werden seltener vorgenommen. Metamizol eignet sich besser für langsame Dauerinfusionen über Schmerzpumpen *(Seite 93)*. Die Infusionsflüssigkeit kann schwach gelblich gefärbt sein. Bei intravenöser Anwendung beginnt die Schmerzlinderung spätestens nach 30 Minuten.

Die Gabe in den Muskel (intramuskulär) ist zwar ebenfalls möglich, wird aber so gut wie nie angewandt.

Zäpfchen (rektal)
Zäpfchen sind bei stärkeren Schluckbeschwerden eine Alternative zur Einnahme von Tabletten oder Tropfen über den Mund. Die Wirkung beginnt nach ca. 30 Minuten.

Kritische Fragen zu Metamizol

Was tun bei zu hoher Dosierung?
Versehentliche mehrmalig zu hohe Dosierungen (mehr als 5 g/Tag) können wie bei allen Schmerzmitteln im allerschlimmsten Fall zu Kreislaufproblemen und Organversagen führen. Das ist aber sehr selten, insbesondere bei der oralen Einnahme. Dabei kommt es zu kaltem Schweiß, Schwindel oder Übelkeit, eventuell mit Erbrechen. Auch Herzrasen oder Benommenheit können auftreten. Atmung und Bewusstsein sollten dann ständig überwacht werden.

In solchen Fällen sollten Sie immer einen Arzt rufen.

Was tun, wenn eine Dosis ausgelassen wurde?
Eine versehentlich ausgelassene Dosis können Sie nachträglich einnehmen – aber nicht, wenn bereits Zeit für die nächste Einnahme ist. Eine doppelte Dosis ist zu vermeiden.

Möglicherweise merken Sie an Ihren Schmerzen, dass Sie eine Dosis vergessen haben. Üblicherweise hat Ihnen aber Ihr Arzt eine zusätzliche Bedarfsdosis eines Schmerzmittels aufgeschrieben, das Sie dann ersatzweise einnehmen können.

Autofahren während der Behandlung?
Normalerweise ist das Konzentrations- und Reaktionsvermögens nicht beeinträchtigt. Bei höherer Dosierung sollte eine Abklärung mit dem behandelnden Arzt erfolgen.

Welche Nebenwirkungen sind bei Metamizol häufig?

Nebenwirkungen	Was hilft dagegen?
Müdigkeit, Schwindel	Manche Patienten gewöhnen sich an diese Effekte. Schnelles Aufstehen oder Sich-Aufrichten vermeiden. Wenn die Schwäche zu lähmend ist, sprechen Sie mit Ihrem Arzt. Er wird die Dosis eventuell erneut anpassen.
Übelkeit	Oft werden Medikamente gegen Übelkeit und Erbrechen vorsorglich eingesetzt. Metamizol sollte bei Übelkeit zum Essen eingenommen werden.

Bei Erkrankungen des blutbildenden Systems (gestörte Knochenmarkfunktion) und Dauermedikation mit Metamizol sollte das Blutbild regelmäßig kontrolliert werden.

Was kann bei gleichzeitiger Anwendung anderer Medikamente passieren?
Müdigkeit und Schwindel können durch Schlafmittel, Antidepressiva und Mittel gegen Muskelverspannung verstärkt werden.
  Die Packungsbeilage beschreibt mögliche Wechselwirkungen ausführlich. Zudem sollten Sie den verschreibenden Arzt über alle Medikamente informieren, die Sie einnehmen.

Alkohol ist zu meiden
Alkohol verstärkt die Nebenwirkungen von Metamizol und sollte während der Behandlung nicht getrunken werden.

Wenn Metamizol nicht hilft
Sprechen Sie dies unbedingt bei Ihrem behandelnden Arzt an!
  Andere Nicht-Opioid-Schmerzmittel sind Diclofenac *(Seite 103)*, Ibuprofen *(Seite 117)*, Naproxen oder Paracetamol *(Seite 142)*. Sie unterscheiden sich in der Wirksamkeit bei bestimmten Schmerzarten, in der Schnelligkeit der Wirkung und in der Häufigkeit von Nebenwirkungen. Der behandelnde Arzt wählt immer den Wirkstoff mit dem besten Nutzen und geringsten Schaden für den jeweiligen Patienten aus. Die Kombination dieser Schmerzmittel ist bei Palliativ-

patienten aber nicht sinnvoll, zudem wirken sie alle bei leichten bis mittelstarken Schmerzen.

In der Palliativphase wird nicht gewartet, bis Schmerzen unerträglich werden. Wenn Metamizol alleine nicht mehr wirkt, kann ein Umstieg auf stärkere Schmerzmittel angebracht sein, insbesondere auf Opioide *(Seite 90 ff)*. Um die krampflösende Eigenschaft von Metamizol beizubehalten, kann es mit Morphin *(Seite 133)* oder Tramadol *(Seite 145)* kombiniert werden.

Die schmerzlindernde Wirkung von Metamizol bei starken Krämpfen kann durch entkrampfende Mittel wie Butylscopolamin *(Seite 74)* weiter verstärkt werden.

Morphin

Typische Handelsnamen in Deutschland:	z.B. Capros®, Oramorph®, Sevredol®, Morphin®
Palliativmedizinische Einsatzgebiete (inkl. Off-Label-Gebrauch):	Schmerzen, Atemnot, Husten

Morphin, umgangssprachlich als „Morphium" bezeichnet, ist ein pflanzlicher Stoff, der aus dem getrockneten Milchsaft (Opium) des Schlafmohns gewonnen wird. Morphin ist ein Opiat. Opiate zählen zu den Opioiden und werden als starke Schmerzmittel in der Palliativversorgung verwendet.

Da Morphin selbst im Blut nicht löslich ist, dies aber notwendig ist, damit es an seinen Wirkort, in erster Linie das Nervensystem, gelangt, verwendet man in Medikamenten Morphin-Sulfat, Morphin-Hydrochlorid oder Morphinpoly(styrol-co-divinylbenzol)sulfonat. Wir sprechen hier der Einfachheit halber stets von „Morphin".

Wie hilft Morphin?
Morphin nimmt Schmerzen
Medikamente aus Morphin wirken gegen starke und stärkste Schmerzen, z.B. nach Operationen oder bei Krebs. Näheres zu Schmerzen und zur Wirkungsweise von Opioiden siehe Seite 88.

Morphin lindert Atemnot
Morphin hilft auch sehr gut bei Atemnot, wird dann allerdings deutlich niedriger dosiert als zur Schmerzbekämpfung.

Bei Atemnot dockt Morphin an die Opioidrezeptoren im Atemzentrum *(Seite 21)* an und macht eine Kohlendioxiderhöhung im Blut erträglich. Es bremst die gesteigerte Atemtätigkeit oder den zwingenden Wunsch dazu und lindert Angst und Unruhe. Durch die beruhigte, vertiefte Atmung wird der Teufelskreis durchbrochen und die Atmung ökonomischer. Diese Verbesserung spürt der Patient innerhalb weniger Minuten.

Weitere Wirkungen
Morphin wirkt vor allem hustenreizstillend und krampflösend, Näheres unter Weitere Wirkungen von Opioiden auf Seite 90.

Morphin macht schläfrig. Nicht umsonst leitet sich der Name Morphin von Morpheus, dem griechischen Gott des Schlafes ab. Zwar lässt die Schläfrigkeit nach einiger Zeit nach. Schnelles Aufstehen oder Sich-Aufrichten kann jedoch Schwindel auslösen.

Wie Sie Morphin anwenden können

Morphin gibt es in verschiedenen Anwendungsarten. Diese haben den Hintergrund, dass Morphin verschieden wirkt, je nachdem, wie es in den Körper aufgenommen wird.

Schlucken (oral): Tropfen, Tabletten, Kapseln, Brausetabletten, Retardtabletten, Retardgranulat, Retardkapseln

Oral ist die häufigste Anwendungsart. Aus Tabletten, Tropfen, Brausetabletten oder Hartkapseln gelangt Morphin relativ rasch über den Magen-Darm-Trakt ins Blut. Retardtabletten, Retardkapseln oder Retardgranulat wirken langsamer, dafür länger anhaltend. „Retard" heißt „verzögert".

Bei den schnell wirkenden Formen müssen Sie die Medikamente im vorgegebenen Zeittakt einnehmen. Am Anfang sollten die Schmerzen nach 30–60 Minuten nachlassen. Häufig muss die Erstdosierung erhöht werden, bis die individuell richtige Dosis gefunden wird. Danach erfolgt die Einnahme der individuell eingestellten Dosis regelmäßig, z.B. alle 4–6 Stunden.

Retardformen von Morphin müssen Sie nur 1- bis 3-mal täglich einnehmen, denn sie geben das Morphin im Körper erst nach und nach frei. Deshalb dürfen Sie diese Medikamentenformen weder kauen noch zerstoßen. Tabletten dürfen Sie nur teilen, wenn sie ausdrücklich dafür vorgesehen sind (Beipackzettel, Arzt oder Apotheker befragen!).

Spritze/Pumpe ins Unterhautfettgewebe (subkutan)

Aus verschiedensten Gründen (z.B. Schluckbeschwerden oder häufiges Erbrechen) können andere Anwendungsformen notwendig werden. Die häufigste Anwendung nach der oralen ist die subkutane ins Unterhautfettgewebe. Meist wird eine Art „Tropf ins Gewebe" gelegt oder der Arzt spritzt das Morphin.

Andere Aufnahmeformen

Wenn weder die orale noch die subkutane Aufnahme möglich sind, können Ärzte auf weitere Möglichkeiten ausweichen:

- Spritze oder Infusion (Tropf) in die Vene (intravenös)
- Zäpfchen in den After (rektal): wirken nach 30–60 Minuten und ca. 4–6 Stunden lang.
- Injektion in den Flüssigkeitsraum des Rückenmarkskanals (intrathekal) oder Verabreichung per Schmerzpumpe in die äußere Hülle des Rückenmarkskanals (epidural): Dies ist Spezialisten vorbehalten.

- Schmerzpumpe (intravenös) *(Seite 93)*.
- Spritze in den Muskel (intramuskulär): Diese Variante wird nur noch ausnahmsweise verwendet

Kritische Fragen zu Morphin
Kann Morphin süchtig machen?
Manche Menschen haben Angst vor Morphin, weil es angeblich ein Medikament für Sterbende oder ein Suchtmittel ist. Die Sorge ist unbegründet, da es sich um geprüfte Medikamente handelt, die bei korrekter Anwendung unbedenklich sind.

Hintergrund zur Angst vor Sucht
Sucht wird vermieden, indem ein Auf und Ab von Schmerzzuständen verhindert wird, denn im Schmerz „verlangen" Körper und Psyche nach Morphin. Wird die Anwendung hinausgezögert, bis der Schmerz unerträglich wird, wird der Schmerz zwar dennoch gelindert, doch das Wechselspiel von Verlangen und Linderung kann nach einiger Zeit zur Sucht führen. Zur Sucht gehört also immer die psychische Komponente.

Anders verhält es sich mit der Gewöhnung (Toleranz) des Körpers (nicht der Psyche!) an Morphin. Die Gewöhnung erfordert bei vielen Patienten eine nach und nach höhere Dosis, um die gleiche Schmerzlinderung zu erzielen. Eine höhere Dosis kann aber auch notwendig werden, weil sich die Schmerzen verschlimmern.

Vorteilhaft ist der Gewöhnungseffekt bei Schläfrigkeit, Müdigkeit, Übelkeit und Erbrechen, die Morphin am Anfang verursachen kann. Sie klingen meist ab.

Sollten Sie Morphin nicht mehr als Schmerzmittel benötigen, ist es für Ihren Arzt kein Problem, Sie wieder von diesem Medikament zu entwöhnen. Dies geht zwar nicht sofort, sondern muss über einige Tage erfolgen. Aber ein ähnliches Vorgehen gibt es auch für bestimmte Herz-Kreislauf-Mittel oder Kortisonpräparate *(siehe Seite 159)*.

Was tun bei zu hoher Dosierung?
Das Risiko ist äußerst gering, denn die Dosiseinstellung wird vom Arzt engmaschig kontrolliert. Eine Überdosierung verursacht ganz enge Pupillen, Schläfrigkeit und eine sehr langsame Atmung. Sie sollten dann sofort den behandelnden Arzt benachrichtigen.

Im Falle einer ernsthaften Überdosierung wird ein Gegenmittel (Naloxon) gespritzt und die Atmung muss aufrechterhalten, eventuell unterstützt werden. Wenn die Atempausen zu lange werden, kann man durch kräftige Ansprache „Atmen nicht vergessen!" den Patienten an das Atmen erinnern. Die Zahl der Atemzüge sollte nicht weniger als 6- bis 10-mal in der Minute betragen. Trotz Gabe von

Naloxon wird versucht, die schmerzlindernde Wirkung von Morphin aufrechtzuerhalten. In Ausnahmefällen sind eine Krankenhausaufnahme und intensivmedizinische Maßnahmen notwendig.

Was tun, wenn eine Dosis ausgelassen wurde?
Eine versehentlich ausgelassene Dosis können Sie nachträglich einnehmen – aber nicht, wenn bereits Zeit für die nächste Einnahme ist. Zudem hat Ihnen Ihr Arzt normalerweise eine Bedarfsmedikation verordnet. Anstelle der vergessenen Dosis können Sie normalerweise auch diese Dosis einnehmen. Eine doppelte Dosis sollte immer vermieden werden.

Autofahren während der Behandlung?
Morphin kann schwindelig und müde machen. Fahren Sie nicht Auto oder bedienen Sie keine Maschinen, ehe Sie wissen, wie das Medikament auf Sie wirkt. Wir raten Ihnen, in den ersten Monaten nur nach Rücksprache mit dem behandelnden Arzt Auto zu fahren.

Welche Nebenwirkungen sind bei Morphin häufig?
Opioide haben weitere Wirkungen *(Seite 90)* neben der Schmerzlinderung, die oft als Nebenwirkungen auffallen. Bei Morphin können diese Nebenwirkungen etwas stärker ins Gewicht fallen als bei anderen Opioiden.

Welche häufigen Wechselwirkungen können auftreten?
Bei zusätzlicher Anwendung anderer Medikamente sollte der behandelnde Arzt wegen möglicher Wechselwirkungen befragt werden. Die Packungsbeilage beschreibt mögliche Wechselwirkungen ausführlich.

Viele Medikamente verstärken den müdemachenden Effekt von Morphin: Schlafmittel, Antidepressiva, Mittel gegen Muskelverspannung und bestimmte Schmerzmittel machen ebenfalls müde und schläfrig.

Die gleichzeitige Anwendung von Morphin mit Carbamazepin *(Seite 57)* oder Levetiracetam *(Seite 65)* sollte nur mit Vorsicht erfolgen, da dies die Wirksamkeit der Wirkstoffe verändert und Nebenwirkungen verstärkt. Die Dosis der Wirkstoffe müsste dann vom Arzt angepasst werden.

Alkohol und Grapefruitsaft sind zu meiden
Alkohol verstärkt die Wirkung und Nebenwirkungen von Morphin. Insbesondere bei Retardtabletten kann Alkoholgenuss deutlich mehr Wirkstoff freisetzen als gewünscht. Auch Grapefruitsaft kann Wirkung und Nebenwirkungen verstärken und sollte deshalb nicht getrunken werden.

Wenn Morphin nicht hilft

Wenn Sie an starken Schmerzen leiden, starken Juckreiz entwickelt oder die bisherigen Schmerzmedikamente nicht ausgereicht haben, können andere stark wirksame Opioide *(Seite 90)* wie Buprenorphin, Fentanyl, Hydromorphon, Levomethadon oder Oxycodon helfen.

Ergänzend können Nicht-Opioid-Schmerzmittel *(Seite 89)* oder Zusatz-Schmerzmittel *(Seite 91)* eingesetzt werden, abhängig von der Schmerzursache.

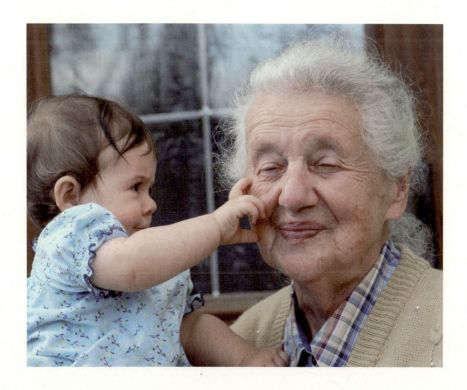

Oxycodon

Typische Handelsnamen in Deutschland:	z.B. Targin®, Oxycodon®, Oxygesic®
Palliativmedizinische Einsatzgebiete (inkl. Off-Label-Gebrauch):	Schmerzen, Atemnot

Oxycodon ist ein Opiat und gehört zu den stark wirksamen Opioiden *(Seite 90)*. Es wird als starkes Schmerzmittel in der Palliativversorgung verwendet.

Oxycodon wird in Arzneimitteln als Oxycodon-Hydrochlorid verarbeitet.

Wie hilft Oxycodon?

Oxycodon nimmt Schmerzen

Oxycodon wirkt bei starken bis sehr starken Schmerzen, insbesondere bei chronischen Schmerzen und Nervenschmerzen. Oft wird es angewendet, wenn Morphin *(Seite 133)* nicht mehr eingesetzt werden kann. Näheres zu Schmerzen und zur Wirkungsweise von Opioiden siehe Seite 88.

Oxycodon lindert Atemnot

Oxycodon kann auch bei Atemnot helfen. Die Dosis ist hier deutlich niedriger als zur Schmerzbekämpfung. Details zu Atemnot und zur Funktion des Atemzentrums siehe Seite 23.

Weitere Wirkungen

Oxycodon wirkt hustenreizstillend, krampflösend und macht schläfrig. Näheres unter *Weitere Wirkungen von Opioiden* auf Seite 90.

Wie Sie Oxycodon anwenden können

Die Dosis von Oxycodon muss immer dem Schmerzgeschehen angepasst werden und wird schrittweise erhöht bis eine optimale Schmerzlinderung bei annehmbaren Nebenwirkungen erreicht ist. Bei gleichbleibender Dosis dauert es dann 18-24 Stunden, bis der eigentliche Dauereffekt beurteilt werden kann.

Filmtabletten, Hartkapseln, Schmelztabletten (oral)

Im Vergleich zu retardierten Medikamenten (siehe unten) setzt die Schmerzlinderung bei Filmtabletten, Hartkapseln und Schmelztabletten innerhalb von 20–30 Minuten ein. Ihr Arzt reguliert die Einnahme auf 4- bis 6-mal täglich. Die Einnahme kann zum Essen erfolgen. Bei leichten Schluckbeschwerden haben Schmelztabletten Vorteile: Sie werden auf die Zunge gelegt und durch aktives Lutschen aufgelöst. Der aufgelöste Wirkstoff wird dann geschluckt und wie bei normalen Tabletten über den Magen-Darm-Trakt aufgenommen. Bei Mundtrockenheit sollte der Mund vorher befeuchtet werden. In Wasser verrührt kann die Schmelztablette als milchige Lösung getrunken werden. Den Trinkbehälter mit etwas Wasser nachspülen und austrinken, damit kein Wirkstoff verloren geht. Es handelt sich dabei um einen Off-Label-Gebrauch *(Seite 16)*.

Retardtabletten (oral)
Bei Dauerschmerzen wird von den oben genannten Formen auf Retardtabletten umgestellt. „Retard" heißt verzögert. Sie werden 2-mal täglich im Abstand von 12 Stunden eingenommen. Nach der ersten Einnahme beginnt die Wirkung bereits nach einer Stunde. Wenn trotz Behandlung Schmerzspitzen häufiger als 2- bis 3-mal pro Tag vorkommen, wird die Dosis der Retardtablette erhöht oder auf ein anderes Schmerzmittel umgestellt. Die manchmal unvermeidbaren Schmerzspitzen werden meist mit anderen Schmerzmitteln bekämpft, die innerhalb von Minuten wirken.

Retardtabletten – oft nicht verdaubar
Retardtabletten dürfen vor der Einnahme grundsätzlich nicht aufgelöst, gekaut oder zerrieben werden. Einige dürfen auch nicht geteilt werden, damit die kontinuierliche Freisetzung des Wirkstoffs im Körper nicht gestört wird. Die Folge wären ernsthafte Nebenwirkungen, denn das Oxycodon wird schrittweise aus einer Art festem Schwamm herausgelöst. Dieses Schwammgerüst wird oft unverändert mit dem Stuhl wieder ausgeschieden.

Spritze/Tropf in das Unterhautfettgewebe (subkutan) oder in die Vene (intravenös)
Über eine Art „Gewebe-Tropf" gelangt Oxycodon alleine oder zusammen mit anderen wichtigen Medikamenten kontinuierlich als Lösung ins Fettdepot unterhalb der Haut und von dort aus allmählich ins Blut. Diese Anwendung kann problemlos über einen längeren Zeitraum stattfinden. Alternativ kann Ihr Arzt bei akuten Beschwerden alle 4 Stunden Oxycodon direkt in die Vene geben (Wirkung beginnt nach 5–8 Minuten) und bei Dauerschmerzen eine intravenöse PCA-Schmerzpumpe *(Seite 93)* anlegen.

Kritische Fragen zu Oxycodon

Was tun bei zu hoher Dosierung?
Eine Überdosierung verursacht Schläfrigkeit, ganz enge Pupillen und eine flache oder sehr langsame Atmung. Der behandelnde Arzt sollte dann sofort benachrich-

tigt werden. Im Falle einer Überdosierung wird ein Gegenmittel (Naloxon) gespritzt, das die schmerz-hemmende Wirkung von Oxycodon aufrechterhält, aber die Atmung stabilisiert. Das Risiko einer Überdosierung ist äußerst gering, denn die Dosiseinstellung wird vom Arzt engmaschig kontrolliert.

Was tun, wenn eine Dosis ausgelassen wurde?
Eine versehentlich ausgelassene Dosis können Sie nachträglich einnehmen – aber nicht, wenn bereits Zeit für die nächste Einnahme ist. Eine doppelte Dosis ist zu vermeiden.

Möglicherweise merken Sie an Ihren Schmerzen, dass Sie eine Dosis vergessen haben. Üblicherweise hat Ihnen aber Ihr Arzt eine zusätzliche Bedarfsdosis eines Schmerzmittels aufgeschrieben, das Sie dann ersatzweise einnehmen können.

Autofahren während der Behandlung?
Oxycodon kann schwindelig und müde machen. Fahren Sie nicht Auto und bedienen Sie keine Maschinen, ehe Sie wissen, wie das Medikament auf Sie wirkt. Wir raten Ihnen in den ersten Wochen nur nach Rücksprache mit dem behandelnden Arzt Auto zu fahren.

Welche Nebenwirkungen sind bei Oxycodon häufig?
Opioide haben weitere Wirkungen *(Seite 90)* neben der Schmerzlinderung, die oft als Nebenwirkungen auffallen.

Kann Oxycodon süchtig machen?
Wenn eine lebensbedrohliche Krebserkrankung vorliegt, ist das Abhängigkeitsrisiko gegenüber dem Nutzen, Schmerz zu lindern, vernachlässigbar.

Allerdings kann sich der Körper an Oxycodon gewöhnen. Dann muss die Dosis erhöht werden.

Was kann bei gleichzeitiger Anwendung anderer Medikamente passieren?
Informieren Sie Ihren Arzt über alle Medikamente, die Sie anwenden. Die Packungsbeilage beschreibt mögliche Wechselwirkungen ausführlich. Viele Medikamente verstärken die Nebenwirkungen von Oxycodon:

Schlafmittel, Antidepressiva und Mittel gegen Muskelverspannung machen z.B. ebenfalls müde und schläfrig.

Krampflösende Mittel wie Butylscopolamin *(Seite 74)* verursachen auch Mundtrockenheit, Harnverhalt und Verstopfung.

Alkohol und Grapefruitsaft sind zu meiden
Alkohol verstärkt die Wirkung und Nebenwirkungen von Oxycodon. Insbesondere bei Retardtabletten kann durch Alkoholgenuss deutlich schneller und mehr Wirkstoff freigesetzt werden als gewünscht. Auch Grapefruitsaft kann Wirkung und Nebenwirkungen verstärken und sollte deshalb nicht getrunken werden.

Wenn Oxycodon nicht hilft
Sprechen Sie dies unbedingt bei Ihrem behandelnden Arzt an! Wenn Ihnen Oxycodon nicht hilft oder sehr starke Mundtrockenheit auftritt, könnte ein Wechsel auf ein anderes stark wirksames Opioid *(Seite 90)* hilfreich sein, wie Morphin, Fentanyl, Hydromorphon, Buprenorphin oder Levomethadon.

Ergänzend können Nicht-Opioid-Schmerzmittel *(Seite 89)* oder Zusatz-Schmerzmittel *(Seite 91)* eingesetzt werden, abhängig von der Schmerzursache.

Schmerzen können durch Angst und Unruhe verstärkt werden. Hier kann Lorazepam *(Seite 34)* helfen, das aber auch müde macht.

Paracetamol

Typische Handelsnamen in Deutschland:	z.B. ben-u-ron®, Paracetamol®, Perfalgan®
Palliativmedizinische Einsatzgebiete (inkl. Off-Label-Gebrauch):	Schmerzen, Fieber

Paracetamol ist ein einfaches Schmerzmittel. Im Vergleich zu anderen Nicht-Opioid-Schmerzmitteln *(Seite 89)* macht es deutlich weniger Magen-Darm-Beschwerden, hat bei bestimmungsgemäßem Gebrauch kaum Nebenwirkungen und ist deshalb auch für Kinder zugelassen.

Zu beachten sind aber auch bei diesem sicher wirksamen Schmerzmittel die zulässigen Höchstmengen, die nicht überschritten werden dürfen. Bis 20 Tabletten mit je 500 mg Paracetamol pro Tablette erhalten Sie ohne Rezept in einer Apotheke.

Wie hilft Paracetamol?
Paracetamol nimmt Schmerzen
Paracetamol hilft bei leichten bis mittelstarken Schmerzen.

Der tatsächliche Wirkmechanismus von Paracetamol ist nicht abschließend geklärt. Es wirkt auch im zentralen Nervensystem. Anders als NSAID *(Seite 89)* zeichnet es sich aber durch gute Magen- und Darmverträglichkeit aus.

Paracetamol senkt Fieber
Paracetamol wirkt fiebersenkend, auch bei tumorbedingtem Fieber.

Wie Sie Paracetamol anwenden können
Brausetabletten, Filmtabletten, Hartkapseln/Kapseln, Saft/Sirup, Pulver zum Einnehmen, Tabletten (oral)
Oral eingenommenes Paracetamol wirkt 25–60 Minuten nach der Einnahme und sollte alle 4 Stunden eingenommen werden. Um Nebenwirkungen zu vermeiden sollten Erwachsene nicht mehr als 2000–4000 mg pro Tag einnehmen.

Bei Schluckbeschwerden eignen sich Brausetabletten oder der Saft/Sirup.

Spritze/Tropf in die Vene (intravenös), Zäpfchen (rektal)
Die Paracetamol-Infusion wirkt nach 5-12 Minuten, die Zäpfchen nach 30–60 Minuten. Die Wirkung von Paracetamol hält 4–6 Stunden an. Zäpfchen können bei stärkeren Schluckbeschwerden genutzt werden, eignen sich aber nicht für den Dauergebrauch. Die intravenöse Anwendung kann über eine Schmerzpumpe (PCA) erfolgen *(Seite 93)*.

Kritische Fragen zu Paracetamol

Was tun bei zu hoher Dosierung?
Eine Überdosierung ist sehr unwahrscheinlich. Falls dennoch über 6000 mg an einem Tag oder Mengen über 4000 mg an mehr als 4 Tagen eingenommen wurden, kann Paracetamol die Leber schädigen. Dies merkt der Patient nicht sofort, die Schädigung kann schleichend passieren. Akute Symptome einer Überdosierung sind Übelkeit und Erbrechen. Sprechen Sie bei Verdacht auf Überdosierung mit Ihrem Arzt. Aktivkohle und/oder Acetylcystein können bei akuter Überdosierung Schaden von der Leber abwenden.

Was tun, wenn eine Dosis ausgelassen wurde?
Eine versehentlich ausgelassene Dosis können Sie nachträglich einnehmen – aber nicht, wenn bereits Zeit für die nächste Einnahme ist. Zu vermeiden sind eine doppelte Dosis und die Überschreitung der Gesamtmenge pro Tag.

Möglicherweise merken Sie an Ihren Schmerzen, dass Sie eine Dosis vergessen haben. Üblicherweise hat Ihnen aber Ihr Arzt eine zusätzliche Bedarfsdosis eines Schmerzmittels aufgeschrieben, das Sie dann ersatzweise einnehmen können.

Welche Nebenwirkungen sind bei Paracetamol häufig?
Paracetamol kann Magen-Darm-Beschwerden auslösen, also z.B. Übelkeit, Erbrechen, Bauchschmerzen. Das passiert bei Dauergebrauch und/oder hoher Dosierung, ist aber in der Palliativphase selten, da bei Nichtwirksamkeit von Paracetamol bei bestimmungsgemäßem Gebrauch ein rascher Wechsel auf stärker wirksame Schmerzmittel *(Seite 88 ff)* erfolgt.

Was kann bei gleichzeitiger Anwendung anderer Medikamente passieren?
Viele in der Apotheke rezeptfrei erhältliche Mittel gegen Schmerzen, Fieber und Erkältung enthalten Paracetamol. Eine Kombination mit dem bereits verschriebenen Paracetamol kann unbemerkt zu einer Überdosierung führen. Informieren Sie den Arzt deshalb immer über alle Mittel, die Sie einnehmen. Die Packungsbeilage beschreibt mögliche Wechselwirkungen ausführlich.

Vermeiden sollten Sie Medikamente, die die Nebenwirkungen von Paracetamol verstärken *(z.B. Carbamazepin (Seite 57), Phenobarbital, Cimetidin und Rifampicin)* oder reduzieren können *(z.B. Ondansetron [ein Medikament gegen Übelkeit])*

Die gleichzeitige Anwendung von Paracetamol mit lokalen Betäubungsmitteln wie Lidocain kann die Nebenwirkungen von beiden Mitteln verstärken.

Paracetamol kann die Wirkung von blutgerinnungshemmenden Mitteln wie Warfarin erhöhen.

Alkohol ist zu meiden
Alkoholkonsum ist während der Einnahme von Paracetamol zu vermeiden.

Wenn Paracetamol nicht hilft
Andere Nicht-Opioid-Schmerzmittel sind Diclofenac *(Seite 103)*, Ibuprofen *(Seite 117)*, Metamizol *(Seite 129)* oder Naproxen.

In der Palliativphase wird nicht lange gewartet, bis Schmerzen unerträglich werden. Paracetamol ist ein leichtes Schmerzmittel und kann an seine Grenzen kommen. Es wird dann versucht, Paracetamol mit anderen Schmerzmitteln zu kombinieren. Z.B. kann die Kombination von Paracetamol mit einem schwachen Opioid wie Tramadol *(Seite 145)* die Schmerzen bessern, wenn Sie als Patient noch kein Opioid erhalten.

Alternative ist ein Wechsel auf stark wirksame Opioide *(Seite 90)*: Morphin, Hydromorphon, Oxycodon, Fentanyl, Buprenorphin oder Levomethadon.

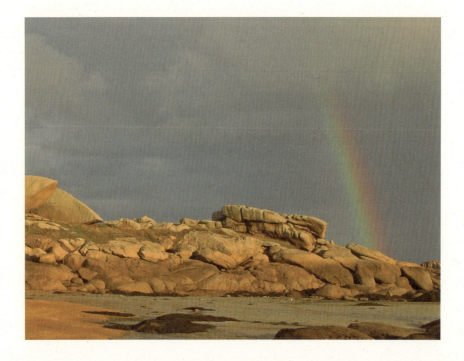

Tramadol

Typische Handelsnamen in Deutschland:	z.B. Tramal®, Tramadol®, Tramundin®
Palliativmedizinische Einsatzgebiete (inkl. Off-Label-Gebrauch):	Schmerzen

Tramadol ist ein synthetisches schwaches Opioid. „Schwach", weil es bezogen auf die klassische Wirkung von Opioiden etwas schwächer schmerzhemmend und bewusstseinseintrübend wirkt *(Seite 90)*.

Arzneimittel mit Tramadol werden daher auf einem normalen Rezept (nicht auf einem Betäubungsmittelrezept) verschrieben. Tramadol wird in Arzneimitteln als Tramadol-Hydrochlorid verarbeitet.

Wie hilft Tramadol?
Tramadol nimmt Schmerzen
Tramadol wird bei mittelstarken bis starken akuten und chronischen Schmerzen eingesetzt und hilft auch bei Nerven- und Knochenschmerzen sowie bei Eingeweideschmerzen. Tramadol vermindert die Schmerzwahrnehmung im Gehirn. Einerseits wirkt es schmerzhemmend wie starke Opioide, wenn auch schwächer ausgeprägt, andererseits schmerzmodulierend wie Antidepressiva: Es sorgt dafür, dass die Botenstoffe Serotonin und Noradrenalin im Gehirn länger wirken können und so die Schmerzschwelle anheben.

Weitere Wirkungen
Tramadol ist je nach Dosis hustenreizstillend und krampflösend und macht auch müde und schläfrig. Näheres unter *Weitere Wirkungen von Opioiden* auf Seite 90.

Wie Sie Tramadol anwenden können
Die Dosis von Tramadol muss immer dem Schmerzgeschehen angepasst werden und wird schrittweise erhöht bis eine optimale Schmerzlinderung bei annehmbaren Nebenwirkungen erfolgt.

Brausetabletten, Filmtabletten/Tabletten, Hartkapseln/Kapseln, Tropfen, Trinktabletten (oral)
Bei Brausetabletten, (Film-)Tabletten, (Hart-)Kapseln und Trinktabletten setzt die Schmerzlinderung innerhalb von 20–30 Minuten ein und hält ca. 4 Stunden an. Ihr Arzt reguliert die Dosis so, dass Sie Tramadol 4- bis 6-mal täglich einnehmen. Sie

können Tramadol zum Essen einnehmen. Bei leichten Schluckbeschwerden haben flüssige Präparate Vorteile.

Retardtabletten, Retardkapseln (oral)
Bei Dauerschmerzen wird von den oben genannten Formen auf Retardmedikamente umgestellt. „Retard" heißt verzögert. Sie werden meist 2-mal täglich im Abstand von 12 Stunden eingenommen. Nach erstmaliger Einnahme wirken sie innerhalb einer Stunde. Einige Hersteller bieten auch teilbare Retardtabletten an. Ohne Schluckbeschwerden sollte die Tablette aber generell als Ganzes eingenommen werden.

Spritze/Tropf in das Unterhautfettgewebe (subkutan), in die Vene (intravenös) oder in den Muskel (intramuskulär)
Wenn Sie Tramadol nicht schlucken können, wird häufig eine Art „Gewebe-Tropf" angelegt. So gelangt Tramadol alleine oder zusammen mit anderen wichtigen Medikamenten kontinuierlich als Lösung ins Fettdepot unterhalb der Haut und von dort aus allmählich ins Blut. Es wirkt nach 10–20 Minuten. Als Spritze direkt in die Vene wirkt es nach 5–10 Minuten. Tramadol wirkt für 4–6 Stunden. Über eine Schmerzpumpe *(PCA, Seite 93)* ist eine kontinuierliche intravenöse Anwendung möglich.

Zäpfchen (rektal)
Bei stärkeren Schluckbeschwerden können anstelle der oralen Einnahme auch Zäpfchen angewendet werden. Hier beginnt die Wirkung nach 20–30 Minuten.

Kritische Fragen zu Tramadol

Was tun bei zu hoher Dosierung?
Das Risiko ist äußerst gering, denn die Dosiseinstellung wird vom Arzt engmaschig kontrolliert.
   Eine Überdosierung verursacht Muskelkrämpfe, Krampfanfälle, Herz-Kreislauf-Probleme, flache Atmung, ganz enge Pupillen oder Erbrechen. Sie sollten dann umgehend den behandelnden Arzt benachrichtigen. Im Falle einer Überdosierung wird ein Gegenmittel (Naloxon) gespritzt, das die schmerz-hemmende Wirkung von Tramadol aufrechterhält, aber die Atmung stabilisiert.

Was tun, wenn eine Dosis ausgelassen wurde?
Eine versehentlich ausgelassene Dosis können Sie nachträglich einnehmen – aber nicht, wenn bereits Zeit für die nächste Einnahme ist. Eine doppelte Dosis ist zu vermeiden.

Möglicherweise merken Sie an Ihren Schmerzen, dass Sie eine Dosis vergessen haben. Üblicherweise hat Ihnen aber Ihr Arzt eine zusätzliche Bedarfsdosis des Medikaments aufgeschrieben, sodass Sie dann ersatzweise diese Bedarfsdosis einnehmen können.

Autofahren während der Behandlung?
Tramadol kann schwindlig und müde machen. Fahren Sie nicht Auto und bedienen Sie keine Maschinen, ehe Sie wissen, wie das Medikament auf Sie wirkt. Wir raten Ihnen in den ersten Wochen nur nach Rücksprache mit dem behandelnden Arzt Auto zu fahren.

Welche Nebenwirkungen sind bei Tramadol häufig?
Tramadol teilt viele Wirkungen *(Seite 90)* mit starken Opioiden, die oft als Nebenwirkungen auffallen. Bei Tramadol sind diese Effekte aber geringer ausgeprägt, da es nur ein schwaches Opioid ist. Übelkeit und Erbrechen kommt jedoch häufig vor, aber meist nur während der Dosiseinstellung am Anfang der Therapie.

Kann Tramadol süchtig machen?
Wenn eine lebensbedrohliche Krebserkrankung vorliegt, ist das Abhängigkeitsrisiko gegenüber dem Nutzen, Schmerz zu lindern, vernachlässigbar. Das niedrige Risiko einer Abhängigkeit von starken Opioiden bei bestimmungsgemäßem Gebrauch ist bei einem schwachen Opioide wie Tramadol noch um ein Vielfaches geringer.

Der Körper kann sich aber an Tramadol gewöhnen, d.h.: Nach längerer Anwendung wirkt die gleiche Dosis nicht mehr so gut.

Sollten Sie Tramadol nicht mehr als Schmerzmittel benötigen, kann Ihr Arzt das Mittel problemlos über mehrere Tage allmählich absetzen.

Was kann bei gleichzeitiger Anwendung anderer Medikamente passieren?
Informieren Sie Ihren Arzt über alle Medikamente, die Sie anwenden. Die Packungsbeilage beschreibt mögliche Wechselwirkungen ausführlich.
- Viele Medikamente verstärken die Nebenwirkungen von Tramadol, z.B. machen Schlafmittel, Antidepressiva und Mittel gegen Muskelverspannung ebenfalls müde und schläfrig.
- Krampflösende Mittel wie Butylscopolamin *(Seite 74)* verursachen auch Mundtrockenheit, Harnverhalt und Verstopfung.
- Die gleichzeitige Anwendung von Tramadol mit Amitriptylin *(Seite 26)*, Carbamazepin *(Seite 57)*, Johanniskraut, Mirtazapin *(Seite 43)* oder Venlafaxin *(Seite 49)* wird nicht empfohlen, da es sonst z.B. zu gesteigertem Bewe-

gungsdrang, Hitzewallungen, Herzrasen, Durchfall, Verwirrtheit oder Fieber kommen kann (Symptome des Serotonin-Syndroms). Auch andere Antidepressiva sollten nur in Absprache mit dem Arzt gleichzeitig eingenommen werden.
- Tramadol kann die krampflösende Wirkung von Levetiracetam *(Seite 65)* vermindern.

Alkohol ist zu meiden
Alkohol verstärkt die Wirkung und Nebenwirkungen von Tramadol, insbesondere bei Retardmedikamenten kann durch Alkoholgenuss deutlich schneller und mehr Wirkstoff freigesetzt werden als gewünscht.

Wenn Sie keine Tabletten mehr schlucken können
Bei massiven Schluckbeschwerden oder Erbrechen wird die subkutane Anwendung von Tramadol wichtig. Diese Art der Anwendung kann problemlos über einen längeren Zeitraum stattfinden.

Wenn Tramadol nicht hilft
Wenn Tramadol auch in Kombination mit Diclofenac *(Seite 103)*, Ibuprofen *(Seite 117)*, Metamizol *(Seite 129)* oder Paracetamol *(Seite 142)* nicht oder nicht mehr hilft, muss auf stärker wirksame Opioide *(Seite 90)* umgestellt werden: Morphin, Fentanyl, Hydromorphon, Buprenorphin oder Levomethadon. Ihr Palliativmediziner oder Schmerztherapeut weiß in solchen Situationen Rat.

Auch Zusatz-Schmerzmittel *(Seite 91)*, wie einige Antidepressiva können Schmerzen lindern. Wegen möglicher Wechselwirkungen wird Tramadol aber nur mit bestimmten Antidepressiva kombiniert. Sprechen Sie Ihren Arzt darauf an!

Schmerzen können durch Angst und Unruhe verstärkt werden. Hier kann Lorazepam *(Seite 34)* helfen, das aber auch müde macht.

Übelkeit und Erbrechen

Viele Patienten haben mit Übelkeit (Nausea) und Erbrechen (Emesis) zu kämpfen. Diese Symptome können auch unabhängig voneinander auftreten. Die Auslöser liegen in den verschiedensten Bereichen:
- Krankheiten, Verstopfung, Schmerzen
- Ernährung
- Bestrahlung
- Chemotherapie, Medikamente, z.B. Opioide *(Seite 90 ff)*
- Gefühle, z.B. Angst, Ekel

Übelkeit, Würgereiz und Erbrechen vermindern die Lebensqualität enorm. Deshalb sollte alles getan werden, um die Symptome zu lindern. Da die Ursachen so unterschiedlich sein können, wird auch sehr unterschiedlich vorgegangen. Das Beste ist, wenn man die Ursache an sich beseitigen kann, z.B. die Verstopfung oder die Schmerzen.

Pflege lindert Übelkeit und Erbrechen
Viele pflegende Maßnahmen können zumindest lindern, z.B.:
- Alles weglassen und wegräumen, was beim Patienten Übelkeit oder Erbrechen bewirkt oder verstärkt, z.B. Blumen, Essensreste, Abfälle.
- Frische Luft und frische Düfte: Zitrone oder Minze können Übelkeit reduzieren.
- Kleine Mahlzeiten anbieten, die der Patient mag: wenig Gewürze, wenig Süßes, wenig Fett, kühle Getränke, Zwieback und Toast.
- Ablenkung, Entspannung, Ruhe.
- Bequeme Lagerung, Oberkörper und Kopf erhöht lagern.
- Wickel und Auflagen, Massagen, Atemtherapie.

Was im Einzelfall wirkt, muss ausprobiert werden. Zum Beispiel hilft dem einen Patienten Mundpflege, beim anderen verstärkt sie den Brechreiz. Auch die Vorlieben für Düfte und Speisen sind sehr unterschiedlich. Generell gilt: Was dem Patienten gefällt, ist richtig.

Wie wirken Medikamente gegen Übelkeit und Erbrechen
Um die Wirkweise von Medikamenten gegen Übelkeit und Erbrechen (Antiemetika) zu veranschaulichen, versuchen wir hier einige vereinfachte Erklärungen, wie Übelkeit und Erbrechen entstehen.
Auf Übelkeit folgt meist Erbrechen, beide können aber auch alleine auftreten.

Ausgelöst werden sie durch eine Kette von Reizübertragungen im Gehirn und/oder Magen-Darm-Bereich. Die Reize entstehen dabei im Zusammenspiel zwischen Botenstoffen und ihren Andockstellen.

Entstehungsort Gehirn
Im Gehirn gibt es viele Zentren, die an Übelkeit und Erbrechen mitwirken. Die wichtigsten Bereiche sind:
- das Brechzentrum im Stammhirn,
- die nahe gelegene Chemorezeptorentriggerzone (CTZ), die als Sensor auf Substanzen im Blut reagiert, z.B. brechreizauslösende Medikamente, und
- das Gleichgewichtsorgan im Innenohr.

Zwischen CTZ und Brechzentrum vermitteln vor allem die Botenstoffe Dopamin und Serotonin, zwischen Gleichgewichtsorgan und Brechzentrum die Botenstoffe Histamin und Acetylcholin. Alle Botenstoffe erzeugen nach dem Andocken Übelkeit und oft einen Brechreiz, der z.B. zu gesteigerter Speichelproduktion führt und den Magen zusammenzieht. Antiemetika wirken (vereinfacht dargestellt), indem sie die Andockstellen besetzen und damit die Auslösung von Übelkeit und Erbrechen verhindern.

Medikamente als Auslöser von Übelkeit
Es gibt aber auch den Fall, dass Medikamente Übelkeit auslösen, indem sie sich wie Botenstoffe verhalten. Das gilt bei Palliativpatienten häufig für die starken Schmerzmittel *(Opioide, Seite 90 ff)*. Hier kann man vorbeugend handeln und dafür sorgen, dass die Antiemetika rechtzeitig vor den Opioiden die Andockstellen blockieren.

Entstehungsort Magen-Darm-Bereich
Interessanterweise befinden sich im Magen-Darm-Bereich einige gleiche Andockstellen wie im Gehirn. Damit können einige Antiemetika sowohl im Gehirn also auch in Magen und Darm Übelkeit und Erbrechen bekämpfen. Antiemetika sorgen hier dafür, dass der Magen- und Darminhalt besser vorwärtstransportiert und deshalb nicht erbrochen wird.

Erhöhter Druck als Auslöser
Druck im Gehirn und im Brust- und Bauchraum kann zu Übelkeit und Erbrechen führen. Dabei kann der Druck auf verschiedene Art entstehen:
- Wachsende Krebsgeschwüre drücken.
- Entzündungen lassen Gewebe anschwellen und drücken.
- Wasseransammlungen (Ödeme) nehmen Raum ein.

Medikamente können helfen, indem sie Schwellungen oder Wasseransammlungen (Ödeme) vermindern.

Übersicht zu Medikamenten gegen Übelkeit und Erbrechen

Die meisten Antiemetika helfen, indem sie einzelne oder mehrere der genannten Andockstellen blockieren. Dabei funktioniert jedes Antiemetikum etwas anders und hat oft Zusatzeffekte, wie eine Wirkung gegen Schluckauf, Unruhe, Verwirrtheit oder Schmerzen.

Hier die wichtigsten Antiemetika in der Palliativversorgung im Vergleich:
- Haloperidol *(Seite 155)*
  wirkt in der CTZ und blockiert Dopamin-Andockstellen. Haloperidol ist ein Gegenspieler zu Dopamin, ein sogenannter Dopaminantagonist.
- Metoclopramid *(Seite 168)*
  wirkt in Gehirn und Magen-Darm-Bereich. Es blockiert vor allem Dopamin-Andockstellen (Dopaminantagonist). In Magen und Dünndarm blockiert Metoclopramid zudem Andockstellen für Dopamin und Serotonin.
- Levomepromazin *(Seite 164)*
  wirkt im Gehirn und blockiert dort Andockstellen für Serotonin, Dopamin, Histamin und Acetylcholin.
- Dimenhydrinat *(Seite 152)*
  wirkt vor allem im Gleichgewichtsorgan, indem es Histamin- und Acetylcholin-Andockstellen blockiert. Es ist insbesondere ein Gegenspieler zu Histamin, ein sogenanntes Antihistaminikum.
- Kortison *(z.B. Dexamethason, Seite 159)*
  wirkt anders wie die vorgenannten Medikamente, nämlich antientzündlich und damit auch abschwellend. Es hilft, wenn Schwellungen (Ödeme) in Gehirn, Brust- und Bauchraum die Ursache der Beschwerden sind.

Übelkeit und Erbrechen führen oft dazu, dass auch Medikamente, die eigentlich dagegen helfen würden, wieder erbrochen werden. Deshalb ist wichtig, dass es bei diesen Medikamenten Alternativen zum Schlucken gibt, z.B. Zäpfchen, Spritzen oder Infusion (Tropf).

Dimenhydrinat

Typische Handelsnamen in Deutschland:	z.B. Vomex®, Dimenhydrinat®
Palliativmedizinische Einsatzgebiete (inkl. Off-Label-Gebrauch):	Übelkeit/Erbrechen, Schwindel

Dimenhydrinat ist ein Antiemetikum, es hilft gegen Übelkeit und Erbrechen. Weiterhin wirkt es gegen Schwindel, es beruhigt und macht müde. Daher wird es auch bei Reisekrankheit eingesetzt. Meist wird es vorsorglich verordnet, um Übelkeit und/oder Erbrechen zu verhindern.

Dimenhydrinat ist ein zusammengesetzter Wirkstoff aus Diphenhydramin und einem Theophyllin-Abkömmling.

Wie hilft Dimenhydrinat?
Dimenhydrinat lindert Übelkeit und Erbrechen
Dimenhydrinat hemmt die Botenstoffe Histamin und Acetylcholin, die im Zusammenspiel zwischen Gleichgewichtsorgan und Brechzentrum Brechreiz verstärken. Dimenhydrinat ist vor allem ein Gegenspieler zu Histamin und damit ein sogenanntes Antihistaminikum.
Dimenhydrinat hilft bei Erbrechen, ausgelöst durch:
- Reizung des Brechzentrums, z.B. durch Medikamente,
- erhöhten Hirndruck oder
- Druck auf den Magen-Darm-Bereich, z.B. durch Krebsgeschwüre.

In Kombination mit dem Antiemetikum Haloperidol *(Seite 155)* kann es dessen Nebenwirkungen verringern.

Dimenhydrinat verringert Schwindel
Dimenhydrinat verringert Schwindel durch die Blockade der Andockstellen für die Botenstoffe Histamin und Acetylcholin.

Wie Sie Dimenhydrinat anwenden können
Die Dosis von Dimenhydrinat wird dem Krankheitsgeschehen angepasst. Es kann bei Bedarf oder regelmäßig angewendet werden. Bei Schwindel wird geringer dosiert als bei Übelkeit und Erbrechen.

Dragees, Kapseln, Kaudragees, Sirup/Saft, Tabletten (oral)
Sie nehmen Dimenhydrinat ein- bis mehrmals täglich ein, je nach Anwendungsgebiet und Schwere Ihrer Erkrankung. Zur Vorbeugung von Übelkeit und Erbrechen

wird meist mit einmalig 50 mg Dimenhydrinat gestartet, im Laufe der Behandlung schwankt die Dosis zwischen 50 und 100 mg 3- bis 4-mal täglich. Nach oraler Aufnahme beginnt die Wirkung nach 15–30 Minuten.

Retardkapseln (oral)
Retardkapseln werden 2-mal täglich im Abstand von 12 Stunden eingenommen. „Retard" heißt verzögert und verringert die Häufigkeit der Einnahme. Nach der ersten Anwendung beginnt die Wirkung bereits nach ca. 30 Minuten.

Spritze/Tropf in die Vene (intravenös), in den Muskel (intramuskulär) oder in das Unterhautfettgewebe (subkutan)
Eine Dimenhydrinat-Spritze (intravenös/intramuskulär) ist notwendig, wenn starkes Erbrechen oder Schluckstörungen die orale Einnahme verhindern. Die Spritze wirkt innerhalb weniger Minuten (intravenös) oder nach 20–30 Minuten (intramuskulär).

Einfacher und komfortabler ist eine subkutane Anwendung: Hier gelangt Dimenhydrinat in Form einer Spritze (3- bis 4-mal täglich) oder über eine Art „Gewebe-Tropf" alleine oder zusammen mit anderen Medikamenten ins Fettdepot unter der Haut. Das Fettgewebe gibt dann Dimenhydrinat kontinuierlich ins Blut ab, mehrmaliges Spritzen entfällt. Die subkutane Anwendung hat sich in der Praxis sehr gut bewährt, es handelt sich um einen Off-Label-Gebrauch *(Seite 16)*.

Zäpfchen (rektal)
Zäpfchen sind ebenfalls eine gute Alternative, wenn die orale Einnahme bei anhaltendem Erbrechen unmöglich ist. Bis zu 3-mal täglich wird jeweils ein Zäpfchen in den After eingeführt. Die Wirkung beginnt nach 20–30 Minuten.

Kritische Fragen zu Dimenhydrinat

Was tun bei zu hoher Dosierung?
Informieren Sie Ihren Arzt. Überdosierung verursacht häufig verstärkte Schläfrigkeit, Harnverhalt, Mundtrockenheit, Verstopfung oder Störung der Herztätigkeit, z.B. Herzrhythmusstörungen. Auch Schwindel und Durchfall sind möglich.

Was tun, wenn eine Dosis ausgelassen wurde?
Eine versehentlich ausgelassene Dosis können Sie nachträglich einnehmen – aber nicht, wenn bereits Zeit für die nächste Einnahme ist. Eine doppelte Dosis ist zu vermeiden.

Autofahren während der Behandlung?
Dimenhydrinat kann die Konzentrationsfähigkeit herabsetzen und müde machen. Fahren Sie nicht Auto und bedienen Sie keine Maschinen, ehe Sie wissen, wie das Medikament auf Sie wirkt. Wir raten Ihnen in den ersten Wochen nur nach Rücksprache mit dem behandelnden Arzt Auto zu fahren.

Welche Nebenwirkungen sind bei Dimenhydrinat häufig?

Nebenwirkungen	Was hilft dagegen?
Schläfrigkeit, Benommenheit, Blutdruckabfall	Ihr Arzt wird eventuell die Dosis verringern. Schnelles Aufstehen oder Sich-Aufrichten vermeiden.
Mundtrockenheit, Herzrasen, Harnverhalt, Verstopfung ➞ durch Hemmung des Botenstoffs Acetylcholin	Herabsetzen der Dosis durch Kombination mit anderen Antiemetika verringert die Nebenwirkungen. Bei Verstopfung: Anwendung eines milden Abführmittels *(Seite 173)*.

Was kann bei gleichzeitiger Anwendung anderer Medikamente passieren?
Die Packungsbeilage beschreibt mögliche Wechselwirkungen ausführlich. Informieren Sie Ihren Arzt über alle Medikamente, die Sie anwenden.
- Die gleichzeitige Anwendung von Schlaf- und Beruhigungsmitteln, Antidepressiva, Mitteln gegen Allergie oder Juckreiz und Opioiden *(Seite 90 ff)* kann Müdigkeit verstärken.
- Bei gleichzeitiger Anwendung einiger Antibiotika (z.B. Erythromycin, Clindamycin) oder harntreibender Mittel (Diuretika) sollte die Herzfunktion beobachtet werden.
- Die gleichzeitige Anwendung von Butylscopolamin *(Seite 74)* kann Mundtrockenheit oder Verstopfung verstärken.

Alkohol ist zu meiden
Alkohol kann die Nebenwirkungen von Dimenhydrinat verstärken. Insbesondere bei Retardkapseln kann durch Alkoholgenuss deutlich schneller und mehr Wirkstoff freigesetzt werden als gewünscht.

Wenn Dimenhydrinat nicht hilft
Sprechen Sie mit Ihrem Arzt über mögliche Alternativen oder Zusatz-Medikamente.
   Abhängig von den Ursachen von Übelkeit und Erbrechen und den Begleiterkrankungen gibt es Alternativen, z.B. Dexamethason *(Seite 159)*, Haloperidol *(Seite 155)*, Levomepromazin *(Seite 164)* oder Metoclopramid *(Seite 168)*.

Haloperidol

Typische Handelsnamen in Deutschland:	z.B. Haldol®, Haloperidol®
Palliativmedizinische Einsatzgebiete (inkl. Off-Label-Gebrauch):	Übelkeit/Erbrechen, Juckreiz, Schluckauf, Verwirrtheit

Haloperidol ist ein Neuroleptikum und beeinflusst Bewusstseinszustände positiv, z.b. bei Psychosen, Schizophrenie und Manien. In der Palliativversorgung nutzen Ärzte niedrig dosiertes Haloperidol gegen Übelkeit, Erbrechen verursacht durch Medikamente oder Verengung von Magen oder Darm, z.b. durch Krebsgeschwüre. Es ist auch hilfreich bei Bewusstseinstrübung mit Verwirrtheit oder Wahnvorstellungen (Delirium). Haloperidol macht nur schwach müde.

Wie hilft Haloperidol?
Haloperidol gegen Übelkeit und Erbrechen
Haloperidol blockiert im Gehirn bestimmte Dopamin-Andockstellen und verhindert damit den Befehl zum Erbrechen *(Seite 149)*. Es ist ein Gegenspieler zu Dopamin, ein sogenannter Dopaminantagonist.

Haloperidol bei Verwirrtheit
Verwirrtheit *(Delirium, Seite 18)* wird oft von Unruhe begleitet *(Seite 172)*. Hier kann Haloperidol helfen, wenn die Ursachen nicht behoben werden können.

Haloperidol lindert Schluckauf
Schluckauf *(Seite 79)* ist ein quälendes Symptom. Die Ursachen sind vielfältig, überaktive Nerven scheinen eine Rolle zu spielen. Bei lang anhaltendem Schluckauf (länger als 2 Tage) kann Haloperidol helfen, indem es Dopamin-Andockstellen besetzt. Es handelt sich hierbei um einen Off-Label-Gebrauch *(Seite 16)*.

Wie Sie Haloperidol anwenden können
Haloperidol kann bei Bedarf oder regelmäßig angewendet werden. Auch eine einmalige Dosis kann in einer Krisensituation (bei Verwirrtheit oder Schluckauf) helfen.

Tabletten und Tropfen (oral)
Sie nehmen Haloperidol ein- bis mehrmals täglich ein, je nach Anwendungsgebiet und Schwere Ihrer Erkrankung. Bei Übelkeit und Erbrechen wird viel geringer dosiert als bei Verwirrtheit. Haloperidol wird, wenn möglich, zum Essen eingenommen und wirkt nach etwa einer Stunde.

Spritze/Tropf in die Vene (intravenös), in den Muskel (intramuskulär) oder in das Unterhautfettgewebe (subkutan)
Eine Haloperidol-Spritze (intravenös/intramuskulär) oder -Infusion (kontinuierliche intravenöse Anwendung) ist notwendig, wenn starkes Erbrechen, Schluckstörungen oder Verwirrtheit die orale Einnahme verhindern.

Einfacher und komfortabler ist eine subkutane Anwendung: Hier gelangt Haloperidol in Form einer Spritze oder über eine Art „Gewebe-Tropf" alleine oder zusammen mit anderen Medikamenten ins Fettdepot unter der Haut. Das Fettgewebe gibt dann Haloperidol kontinuierlich ins Blut ab, mehrmaliges Spritzen entfällt. Die subkutane Anwendung hat sich in der Praxis sehr gut bewährt, es handelt sich um einen Off-Label-Gebrauch *(Seite 16)*. Hier wirkt Haloperidol nach 10–15 Minuten.

Kritische Fragen zu Haloperidol

Was tun bei zu hoher Dosierung?
Informieren Sie Ihren behandelnden Arzt. Bei versehentlich zu hoher Dosierung können Nebenwirkungen verstärkt auftreten. Da Haloperidol lange im Körper verweilt, ist vor allem eine mehrmalig zu hohe Dosierung zu vermeiden. Überdosierung verursacht verstärkte Schläfrigkeit, Blutdruckabfall, Störungen der Herztätigkeit, Bewegungsstörungen, Mundtrockenheit oder Verstopfung.

Was tun, wenn eine Dosis ausgelassen wurde?
Eine versehentlich ausgelassene Dosis können Sie nachträglich einnehmen – aber nicht, wenn bereits Zeit für die nächste Einnahme ist. Eine doppelte Dosis ist zu vermeiden.

Autofahren während der Behandlung?
Haloperidol kann die Konzentrationsfähigkeit herabsetzen und müde machen. Fahren Sie nicht Auto und bedienen Sie keine Maschinen, ehe Sie wissen, wie das Medikament auf Sie wirkt. Wir raten Ihnen in den ersten Wochen nur nach Rücksprache mit dem behandelnden Arzt Auto zu fahren.

Welche Nebenwirkungen sind bei Haloperidol häufig?

Nebenwirkungen	Was hilft dagegen?
Schläfrigkeit ➜ meist am Anfang der Therapie	Im Laufe der Therapie rückläufig.

Muskelstarre/-verkrampfung, z.B. Zungenkrampf oder Muskelzittern, unwillkürliche Bewegungen Ihrer Arme oder Beine (seltener bei Tabletten/Tropfen als bei Spritzen) ➞ Melden Sie Ihrem Arzt sofort Veränderungen Ihrer Bewegungsabläufe. Diese können auftreten, weil Haloperidol auch Dopamin im Bewegungszentrum des Gehirns blockiert.	Eventuell wird Ihr Arzt die Dosis reduzieren oder auf ein anderes Medikament umstellen. Bei Beginn der Beschwerden könnten die Wirkstoffe Butylscopolamin *(Seite 74)* oder Biperidin helfen. Sprechen Sie Ihren Arzt darauf an.

Haloperidol wird in der Palliativversorgung in der Regel niedriger dosiert als bei psychiatrischen Erkrankungen. Nebenwirkungen treten somit seltener auf.

Was kann bei gleichzeitiger Anwendung anderer Medikamente passieren?
Informieren Sie Ihren Arzt immer über alle Medikamente, die Sie anwenden. Die Packungsbeilage beschreibt mögliche Wechselwirkungen ausführlich.
- Bei gleichzeitiger Anwendung von Schlaf- und Beruhigungsmitteln, Antidepressiva, Mitteln gegen Allergie oder Juckreiz und Opioid-Schmerzmitteln *(Seite 90 ff)* kann Haloperidol Müdigkeit verstärken.
- Bei gleichzeitiger Anwendung einiger Antibiotika (z.B. Erythromycin, Clindamycin) oder harntreibender Mittel (Diuretika) sollte die Herzfunktion beobachtet werden.
- Bei gleichzeitigem Gebrauch von Butylscopolamin *(Seite 74)* können Mundtrockenheit oder Verstopfung verstärkt werden.
- Die Anwendung von Carbamazepin *(Seite 57)* kann die Wirkung von Haloperidol vermindern.
- Vorsicht bei gleichzeitiger Anwendung von Medikamenten, die ebenso die Herztätigkeit beeinflussen können. Das sind z.B. Amitriptylin *(Seite 26)*, Levomepromazin *(Seite 164)*, Risperidon *(Seite 19)*, bestimmte Antibiotika und Medikamente gegen Pilzerkrankungen. Wenn Herzrhythmusstörungen auftreten, ist der Arzt zu informieren.
- Haloperidol kann die krampflösende Wirkung von Levetiracetam *(Seite 65)* vermindern.
- Die Kombination mit Schilddrüsenhormonen kann die Nebenwirkungen von Haloperidol verstärken.

Alkohol ist zu meiden
Alkohol kann die Nebenwirkungen von Haloperidol verstärken.

Wenn Haloperidol nicht hilft
Sprechen Sie mit Ihrem Arzt über mögliche Alternativen.

Bei Verwirrtheit helfen auch Risperidon *(Seite 19)* und Levomepromazin *(Seite 164)*.

Zusätzlich zu Haloperidol können Midazolam *(Seite 38)* oder Lorazepam *(Seite 34)* Ängste lösen und beruhigen. Der verstärkt müdemachende Effekt bei Kombination ist zu beachten.

Bei Übelkeit und Erbrechen sind die Alternativen abhängig von den Ursachen und den Begleiterkrankungen. Es gibt z.B. Dexamethason *(Seite 159)*, Dimenhydrinat *(Seite 152)*, Levomepromazin *(Seite 164)* oder Metoclopramid *(Seite 168)*.

Bei Schluckauf können auch Baclofen *(Seite 80)*, Levomepromazin *(Seite 164)* oder Metoclopramid *(Seite 168)* helfen.

Kortison (z.B. Dexamethason)

Typische Handelsnamen in Deutschland:	z.B. Fortecortin®, Dexamethason®
Palliativmedizinische Einsatzgebiete (inkl. Off-Label-Gebrauch):	Antriebslosigkeit, Appetitanregung, Leberkapselschmerzen, Übelkeit/Erbrechen

In der Gruppe der Kortison-ähnlichen Medikamente hat Dexamethason in der Palliativversorgung die größte Bedeutung. Es ist der Natur nachempfunden, denn der Körper produziert selbst eine ähnliche Substanz, das Cortisol, das lebensnotwendig ist. Darum erfolgt auch die Einnahme von Dexamethason meist am Morgen, wenn auch die körpereigene Cortisol-Produktion am höchsten ist.

Dexamethason greift in alle Phasen einer Entzündung ein, wirkt abschwellend und antiallergisch. Wertvolle Nebeneffekte sind Stimmungsaufhellung und Appetitanregung.

In Spritzen ist es als Dexamethason-Dihydrogenphosphat-Dinatrium verarbeitet.

Wie hilft Dexamethason?
Dexamethason lindert Übelkeit und Erbrechen
Dexamethason lindert Übelkeit und Erbrechen *(Seite 149).*

Übelkeit und Erbrechen können infolge einer Chemotherapie durch Druck von wucherndem Gewebe oder angestauter Flüssigkeit auf Gehirn, Magen, Darm oder Lunge entstehen. Dexamethason lindert den Druck.

Übelkeit und Erbrechen können bei Krebs auch durch einen zu hohen Kalziumspiegel im Blut (Fachbegriff: Hyperkalzämie) entstehen. Dexamethason senkt den Kalziumspiegel.

Dexamethason lindert viele Symptome bei Krebs
Dexamethason hilft vielen Krebspatienten, weil es auf mehreren Ebenen wirkt. Patienten leiden neben Übelkeit und Erbrechen oft unter körperlicher Erschöpfung mit quälender Müdigkeit und Schwäche (Fatigue), dazu können Antriebslosigkeit, Schmerz, Appetitverlust, Depression, Angst oder erhöhtes Schlafbedürfnis kommen.

Dexamethason hemmt Entzündungen und wirkt abschwellend. Das hilft z.B. während der Bestrahlung des Gehirns, bei Lymphödemen und bei Verengungen der Atemwege, z.B. bei Lungenkrebs.

Dexamethason lindert Leberkapselschmerzen und Tumorschmerzen, indem es die Wasseransammlungen um und in Wucherungen und Entzündungen reduziert, die auf Nerven drücken (sogenannte „Nervenkompression"). Hier wirkt es als Zusatz-Schmerzmittel *(Seite 91).*

Dexamethason kann auch Verwirrtheit oder Bauchschmerzen lindern, weil es den Kalziumspiegel senkt (Hyperkalzämie s.o.).

Dexamethason lindert die Schwäche, weil es z.b. mehr Zucker im Blut bereithält und so den Körper mit mehr Energie versorgt.

Dexamethason steigert ganz allgemein das Wohlbefinden des Patienten und stärkt vor allem während einer belastenden Chemotherapie, bei fortgeschrittener Krebserkrankung oder im Endstadium anderer Erkrankungen.

Dexamethason kann bei stark abgemagerten Patienten den Appetit steigern. Hierbei handelt es sich um einen Off-Label-Gebrauch *(Seite 16)*.

Der stärkende und appetitsteigernde Effekt entwickelt sich innerhalb von 2 Wochen.

Wie Sie Dexamethason anwenden können

Dexamethason wird phasenweise angewendet, von einigen Tagen bis hin zu mehreren Wochen. Bei Besserung der Beschwerden kann es abgesetzt werden. Eine palliative Dauertherapie ist allerdings auch möglich.

Dexamethason wirkt innerhalb von 6–24 Stunden. Eine Schmerzhemmung kann aber bereits früher eintreten. Die Zeit bis zum Wirkungsbeginn kann mit anderen Schmerzmitteln und Antiemetika überbrückt werden, die zum Teil auch begleitend weiter kombiniert werden.

Tabletten (oral)

Dexamethason wird lange im Körper gespeichert. Gewöhnlich ist eine einmal tägliche Einnahme am Morgen ausreichend. Bei einer hohen Tagesgesamtdosis ist eine mehrmalige Einnahme erforderlich, z.B. bei erhöhtem Hirndruck.

Spritze/Tropf in die Vene (intravenös), in den Muskel (intramuskulär) oder in das Unterhautfettgewebe (subkutan)

Eine Spritze (intravenös, seltener intramuskulär) oder Infusion (intravenös) ist erforderlich, wenn die Beschwerden stark sind oder die orale Anwendung nicht möglich ist.

Einfacher und komfortabler ist eine subkutane Anwendung: Hier gelangt Dexamethason mit einer Spritze oder über eine Art „Gewebe-Tropf" alleine oder zusammen mit anderen Medikamenten ins Fettdepot unter der Haut. Das Fettgewebe gibt dann Dexamethason kontinuierlich ins Blut ab, mehrmaliges Spritzen entfällt. Die subkutane Anwendung hat sich in der Praxis sehr gut bewährt, es handelt sich um einen Off-Label-Gebrauch *(Seite 16)*.

Kritische Fragen zu Dexamethason

Was tun bei zu hoher Dosierung?
Sprechen Sie mit Ihrem Arzt, wenn Sie zu viel eingenommen haben. Eine langfristige Überdosierung führt zu einem verstärkten Auftreten von Nebenwirkungen, da der Körper Dexamethason speichert und nur langsam abbaut.

Was muss während der Langzeitbehandlung beachtet werden?
Dexamethason darf nach mehrwöchiger Behandlung (ca. 3 Wochen) nicht abrupt abgesetzt werden, sonst kann es z.B. zu Appetitverlust, Bauchschmerzen, Übelkeit, Muskel- und Kopfschmerzen, Schwäche oder Fieber kommen. Der Körper hat sich an die Zufuhr des Wirkstoffs gewöhnt und seine eigene Cortisol-Produktion vermindert. Während des schrittweisen Absetzens beginnt der Körper allmählich, wieder lebensnotwendiges Cortisol herzustellen.

Bei hoher Dosierung ist das Immunsystem des Körpers nicht mehr so aufmerksam, eine Pilzinfektion könnte ein leichteres Spiel haben. Wichtig ist hier vor allem eine gute Mundpflege. Spülen Sie den Mund regelmäßig mit Wasser und trinken Sie, wenn möglich, ausreichend Wasser über den Tag verteilt, um Keime im Mundbereich zu minimieren.

Was tun, wenn eine Dosis ausgelassen wurde?
Eine versehentlich ausgelassene Dosis können Sie nachträglich einnehmen – aber nicht, wenn bereits Zeit für die nächste Einnahme ist. Eine doppelte Dosis ist zu vermeiden.

Welche Nebenwirkungen sind bei Dexamethason häufig?
Nebenwirkungen von Dexamethason sind abhängig von Therapiedauer und Dosis.

Nebenwirkungen	Was hilft dagegen?
Schwellungen (Gesicht, Gelenke, Arme und Beine), eventuell mit Schmerzen verbunden, Stammfettsucht, größeres Gesicht ➝ erst durch eine höher dosierte Behandlung, meist über Jahre, kann sich das Aussehen dauerhaft verändern.	Eventuell wird Ihr Arzt die Dosis verringern. Symptome gehen nach schrittweisem Absetzen wieder zurück.
Stimmungsschwankungen (Antriebssteigerung, Euphorie, Gereiztheit, Schlafstörungen, Unruhe)	Eventuell Dosis reduzieren, wenn die Störungen zu ausgeprägt sind. Nicht vor dem Schlafengehen anwenden.

Magenschmerzen, Magengeschwür	Eventuell wird Ihr Arzt die Dosis verringern oder auf ein anderes Medikament umstellen. Wenn möglich, sollten NSAID *(Seite 89)* als Schmerzmittel vermieden werden und eine gleichzeitige Einnahme von Protonenpumpeninhibitoren (Magensäure-Hemmer, z.B. Pantoprazol) erfolgen.
Infekte	Gute Mundhygiene. Wenn möglich, ausreichend trinken.

Was kann bei gleichzeitiger Anwendung anderer Medikamente passieren?
Die Packungsbeilage beschreibt mögliche Wechselwirkungen ausführlich. Informieren Sie Ihren Arzt über alle Medikamente, die Sie anwenden.

- Aluminium-haltige Mittel gegen Sodbrennen können die Wirkung von Dexamethason vermindern (→ Einnahmeabstand von 2 Stunden einhalten).
- Die Einnahme von Schmerzmitteln vom Typ NSAID *(Seite 89)* kann das Risiko von Magen-Darm-Geschwüren und -Blutungen erhöhen.
- Blutdrucksenkende Mittel, z.B. Ramipril oder Captopril, können zusammen mit Dexamethason das Blutbild verändern.
- Die gleichzeitige Anwendung von Amphotericin B (gegen Pilzinfektion), Herzglykosiden (bei Herzschwäche) oder wassertreibenden Mitteln (Diuretika) verstärkt Kalium-Mangel im Blut.
- Bei gleichzeitiger Anwendung der blutgerinnungshemmenden Mittel Phenprocoumon und Warfarin muss deren Dosis angepasst werden.
- Achten Sie auf Augenbeschwerden (Augeninnendruck kann gesteigert werden), wenn Sie gleichzeitig Butylscopolamin *(Seite 74)* einnehmen.
- Die gleichzeitige Behandlung mit Dexamethason und Carbamazepin *(Seite 57)* kann die Wirksamkeit beider Wirkstoffe verändern.

Alkohol ist zu meiden
Alkohol kann die Nebenwirkungen von Dexamethason verstärken.

Wenn Dexamethason nicht hilft
Sprechen Sie mit Ihrem Arzt über mögliche Alternativen oder Zusatz-Medikamente.

Abhängig von den Ursachen von Übelkeit und Erbrechen und den Begleiterkrankungen können z.B. Dimenhydrinat *(Seite 152)*, Haloperidol *(Seite 155)*, Levomepromazin *(Seite 164)* oder Metoclopramid *(Seite 168)* eingesetzt werden.

Dexamethason ist ein Baustein bei der Schmerzbekämpfung. Allerdings braucht es Zeit um zu wirken, da Schwellungen abgebaut werden müssen, um Schmerzen zu vermindern. Wenn Dexamethason nicht mehr hilft, gibt es alternative Zusatz-Schmerzmittel *(Seite 91)*.

Bei Kraftlosigkeit und Schwäche können alternativ Mirtazapin *(Seite 43)* oder Cannabinoide *(Seite 98)* helfen.

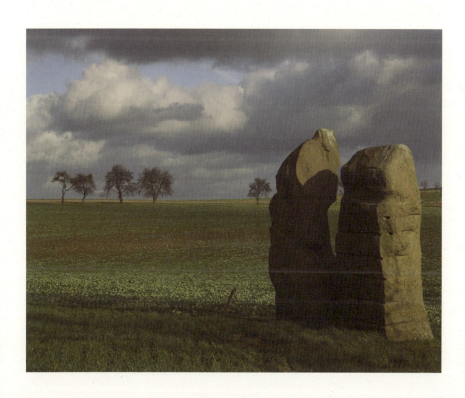

Levomepromazin

Typische Handelsnamen in Deutschland:	z.B. Neurocil®, Levomepromazin®
Palliativmedizinische Einsatzgebiete (inkl. Off-Label-Gebrauch):	Übelkeit/Erbrechen, Schluckauf, Unruhe, Schmerzen

Levomepromazin ist ein Neuroleptikum („Nervendämpfungsmittel"), das heißt: Es verändert Bewusstsein positiv. Es hat aber noch mehr Wirkungen und hilft gegen Angst, Unruhe *(Seite 172)*, Übelkeit, Erbrechen, Schluckauf und Schmerzen. Es ist gut verträglich, macht allerdings müde, was jedoch auch erwünscht sein kann.

In Medikamenten liegt es als Levomepromazin-Hydrochlorid (Spritzen, Tropfen), Levomepromazin-Maleat oder -Hydrogenmaleat (Tabletten) vor.

Wie hilft Levomepromazin?

Levomepromazin lindert Übelkeit und Erbrechen
Levomepromazin hilft bei Übelkeit und Erbrechen, insbesondere wenn Medikamente oder Krebsgeschwüre im Bauchraum die Ursache sind. Es wirkt im Gehirn und blockiert die Andockstellen für Serotonin, Dopamin, Acetylcholin und Histamin und unterdrückt damit auf unterschiedliche Weise den Brechreiz *(Seite 149)*. Wenn andere Antiemetika nicht oder nicht mehr helfen, ist Levomepromazin mit seinem breiten Wirkspektrum eine bewährte Alternative. Im Beipackzettel ist diese Wirkung nicht aufgeführt, es handelt sich um einen Off-Label-Gebrauch *(Seite 16)*.

Levomepromazin blockiert Schluckauf
Schluckauf *(Seite 79)* ist ein quälendes Symptom. Die Ursachen sind vielfältig, überaktive Nerven scheinen eine Rolle zu spielen. Bei langanhaltendem Schluckauf (länger als 2 Tage) kann Levomepromazin helfen, indem es Dopamin-Andockstellen besetzt. Auch dies ist ein Off-Label-Gebrauch *(Seite 16)*.

Levomepromazin beruhigt
Levomepromazin hat sich bewährt bei Unruhe im Rahmen von psychischen Erkrankungen, wirkt aber auch beruhigend bei Aufkommen von Aggression, psychischer Erregung, Verwirrtheit *(Seite 18)* oder emotionaler Unsicherheit in der Palliativphase. Bei Unruhe wird es höher dosiert als bei Übelkeit und Erbrechen.

Levomepromazin als Zusatz-Schmerzmittel
Levomepromazin ist ein Zusatz-Schmerzmittel *(Seite 91)*, das vor allem stark

wirksame Opioide *(Seite 90)* bei der Schmerzhemmung unterstützt, indem es die emotionale Schmerzwahrnehmung mindert. Es kann bei chronischen oder starken Schmerzen angewendet werden.

Wie Sie Levomepromazin anwenden können

Levomepromazin wird bei Bedarf (Krisensituation) oder regelmäßig angewendet. Die Wirkung beginnt innerhalb von 30 Minuten und hält 6–24 Stunden an, je nach Anwendungsgebiet.

Filmtabletten/Tabletten, Tropfen (oral)
Zur Vorbeugung von Übelkeit und Erbrechen bei Opioid-Einnahme nehmen Sie Levomepromazin-Tabletten oder -Tropfen 15–30 Minuten vor dem Opioid ein.

Die regelmäßige Einnahme erfolgt 1- bis 2-mal täglich (Übelkeit, Erbrechen) oder 2- bis 4-mal täglich (Unruhe, Schmerzen, Schluckauf). Wenn auch Essen Übelkeit und Erbrechen auslöst, sollten Sie es nüchtern einnehmen, sonst zum Essen.

Spritze/Tropf in die Vene (intravenös), in den Muskel (intramuskulär)
oder in das Unterhautfettgewebe (subkutan)
Eine Levomepromazin-Spritze (intravenös/intramuskulär, 1- bis 2-mal täglich) ist notwendig, wenn starkes Erbrechen oder Schluckstörungen die orale Einnahme verhindern. Wegen möglicher Kreislaufprobleme ist Liegen bei der intravenösen Anwendung wichtig.

Einfacher und komfortabler ist eine subkutane Anwendung: Hier gelangt Levomepromazin in Form einer Spritze oder über eine Art „Gewebe-Tropf" alleine oder zusammen mit anderen Medikamenten ins Fettdepot unter der Haut. Das Fettgewebe gibt dann Levomepromazin kontinuierlich ins Blut ab, mehrmaliges Spritzen entfällt. Die subkutane Anwendung hat sich in der Praxis sehr gut bewährt, es handelt sich um einen Off-Label-Gebrauch *(Seite 16)*. Wenn an der Einstichstelle akute Hautreizungen entstehen, sollten Sie Ihren Arzt informieren. Die Einstichstelle sollte dann regelmäßig, z.B. alle 3 Tage, gewechselt werden.

Kritische Fragen zu Levomepromazin

Was tun bei zu hoher Dosierung?
Bei versehentlich zu hoher Dosierung können Nebenwirkungen verstärkt auftreten, vor allem verstärkte Beruhigung, Verwirrtheit, Benommenheit, Blutdruckabfall, Herzrhythmusstörungen, bis hin zu Koma. Dann ist sofort der Arzt zu informieren.

Was tun, wenn eine Dosis ausgelassen wurde?
Eine versehentlich ausgelassene Dosis können Sie nachträglich einnehmen – aber nicht, wenn bereits Zeit für die nächste Einnahme ist. Eine doppelte Dosis ist zu vermeiden.

Autofahren während der Behandlung?
Levomepromazin kann die Konzentrationsfähigkeit herabsetzen und müde machen. Fahren Sie nicht Auto und bedienen Sie keine Maschinen, ehe Sie wissen, wie das Medikament auf Sie wirkt. Wir raten Ihnen in den ersten Wochen nur nach Rücksprache mit dem behandelnden Arzt Auto zu fahren.

Welche Nebenwirkungen sind bei Levomepromazin möglich?
Levomepromazin wird in der Palliativversorgung niedriger dosiert (3–25 mg/Tag bei Übelkeit und Erbrechen) als bei psychiatrischen Erkrankungen (300–500 mg/Tag). Da Nebenwirkungen dosisabhängig sind, treten sie somit seltener auf.

Nebenwirkungen	Was hilft dagegen?
Benommenheit, Schläfrigkeit	Bei einmaliger Anwendung möglichst zur Nacht anwenden.
Blutdruckabfall, Kreislaufstörungen	Schnelles Aufstehen oder Sich-Aufrichten vermeiden. Wenn die Schwäche zu lähmend ist, sprechen Sie mit Ihrem Arzt. Er wird die Dosis eventuell erneut anpassen.
Verstopfung, Mundtrockenheit, Harnverhalt	Eventuell wird Ihr Arzt die Dosis verringern. Mildes Abführmittel *(Seite 173)* bei Verstopfung. Mundpflege bei Mundtrockenheit.
Muskelstarre/-verkrampfung, z.B. Zungenkrampf oder Muskelzittern ⊠ bei hoher Dosis und Langzeitanwendung	Eventuell wird Ihr Arzt die Dosis verringern oder auf ein anderes Medikament umstellen. Bei Beginn der Beschwerden können Butylscopolamin *(Seite 74)* oder Biperidin helfen. Sprechen Sie Ihren Arzt darauf an.

Was kann bei gleichzeitiger Anwendung anderer Medikamente passieren?
Die Packungsbeilage beschreibt mögliche Wechselwirkungen ausführlich. Informieren Sie Ihren Arzt über alle Medikamente, die Sie anwenden.

- Die gleichzeitige Anwendung von Levomepromazin mit Opioiden, Schlafmitteln und Antidepressiva kann Müdigkeit verstärken.
- Levomepromazin und Butylscopolamin *(Seite 74)* verstärken sich in ihren Nebenwirkungen (Mundtrockenheit, Verstopfung oder Verwirrtheit).
- Levomepromazin kann die blutdrucksenkende Wirkung von Mitteln gegen Bluthochdruck verstärken.
- Vorsicht bei gleichzeitiger Anwendung von Medikamenten, die ebenso die Herztätigkeit beeinflussen können. Das sind z.b. Amitriptylin *(Seite 26)*, Haloperidol *(Seite 155)*, Risperidon *(Seite 19)*, bestimmte Antibiotika und Medikamente gegen Pilzerkrankungen. Wenn Herzrhythmusstörungen auftreten, ist der Arzt zu informieren.
- Die gleichzeitige Anwendung von Carbamazepin *(Seite 57)* mit Levomepromazin kann die Wirksamkeit beider Wirkstoffe verändern und Nebenwirkungen verstärken.

Alkohol ist zu meiden
Alkohol kann die Nebenwirkungen von Levomepromazin verstärken.

Wenn Levomepromazin nicht hilft
Sprechen Sie mit Ihrem Arzt über mögliche Alternativen oder Zusatz-Medikamente.

Abhängig von den Ursachen von Übelkeit, Erbrechen und Begleiterkrankungen gibt es verschiedene Alternativen, z.B. Dexamethason *(Seite 159)*, Dimenhydrinat *(Seite 152)*, Haloperidol *(Seite 155)* oder Metoclopramid *(Seite 168)*.

Bei Unruhe helfen auch Lorazepam *(Seite 34)*, Midazolam *(Seite 38)* oder Haloperidol *(Seite 155)*. Lorazepam und Midazolam machen auch müde.

Bei Schmerzen können je nach Schmerzursache auch andere Zusatz-Schmerzmittel helfen, z.B. Carbamazepin *(Seite 57)*, Duloxetin *(Seite 31)*, Gabapentin, Ketamin *(Seite 122)* oder Mirtazapin *(Seite 43)*. Wenn Sie bereits stark wirksame Opioide *(Seite 90)* anwenden, wird Ihr Arzt eventuell die Dosis erneut einstellen oder auf ein anderes Opioid umsteigen.

Gegen Schluckauf können auch Baclofen *(Seite 80)*, Haloperidol *(Seite 155)*, Metoclopramid *(Seite 168)* oder Nifedipin *(Seite 83)* helfen.

Metoclopramid

Typische Handelsnamen in Deutschland:	z.B. Paspertin®, MCP®, Metoclopramid®
Palliativmedizinische Einsatzgebiete (inkl. Off-Label-Gebrauch):	Übelkeit/Erbrechen, Schluckauf

Metoclopramid (Abkürzung MCP) regt die Magen- und Darmbewegung an und hilft damit gegen Übelkeit und Erbrechen. Auch bei Schluckauf kann es helfen.

In Medikamenten liegt es als Metoclopramid-Hydrochlorid vor.

Achtung: Bei Darmverschluss verursacht ein Zuviel an Darmbewegung durch Metoclopramid Krämpfe und Schmerzen. Bei Darmverschluss behandelt man daher eher mit anderen Antiemetika, z.B. Dimenhydrinat *(Seite 152)* oder Haloperidol *(Seite 155)*.

Wie hilft Metoclopramid?
Metoclopramid gegen Übelkeit und Erbrechen
Metoclopramid hilft gegen Übelkeit, Würgereiz und Erbrechen, indem es Dopamin-Andockstellen im Gehirn und Magen-Darm-Bereich blockiert *(Seite 149)*. Es ist ein sogenannter Dopaminantagonist. In Magen und Dünndarm bindet es an Andockstellen für Dopamin und Serotonin. Dadurch bewegen sich Magen- und Darm stärker und werden besser durchblutet. Der Magen- und Darminhalt wird leichter vorwärtstransportiert und nicht erbrochen. Dadurch bessert sich auch Verstopfung.

Metoclopramid bei Schluckauf
Schluckauf *(Seite 79)* ist ein quälendes Symptom. Die Ursachen sind vielfältig, überaktive Nerven scheinen eine Rolle zu spielen. Bei langanhaltendem Schluckauf (länger als 2 Tage) hilft Metoclopramid, indem es Dopamin-Andockstellen besetzt und den Magen schneller entleert. Der Einsatz gegen Schluckauf ist ein Off-Label-Gebrauch *(Seite 16)*.

Wie Sie Metoclopramid anwenden können
Metoclopramid wird individuell dosiert und die Dosis langsam gesteigert bzw. angepasst. Metoclopramid wird bei Bedarf oder regelmäßig angewendet. Am besten wird es vorsorglich eingesetzt, bevor es zu Übelkeit und Erbrechen kommt.

Filmtabletten/Tabletten, Hartkapseln, Tropfen (oral)
Metoclopramid wird 1- bis 6-mal täglich eingenommen, je nach Anwendungsge-

biet und Schwere der Erkrankung. Bei oraler Einnahme beginnt die Wirkung nach ca. 30–60 Minuten. Metoclopramid wirkt ca. 4–6 Stunden, bei Schluckauf ca. 6–8 Stunden.

Retardkapseln (oral)
Retardkapseln setzen den Wirkstoff langsam und verzögert im Körper frei und werden daher grundsätzlich nur einmal täglich, am besten 30 Minuten vor einer Mahlzeit, eingenommen.

Spritze/Tropf in die Vene (intravenös), in den Muskel (intramuskulär) oder in das Unterhautfettgewebe (subkutan)
Eine Metoclopramid-Spritze (intravenös/intramuskulär) oder -Infusion (kontinuierliche intravenöse Anwendung) ist notwendig, wenn starkes Erbrechen oder Schluckstörungen die orale Einnahme verhindern. Die Wirkung beginnt innerhalb von 1–3 Minuten (intravenös) oder nach 10–15 Minuten (intramuskulär).

Einfacher und komfortabler ist eine subkutane Anwendung: Hier gelangt Metoclopramid in Form einer Spritze oder über eine Art „Gewebe-Tropf" alleine oder zusammen mit anderen Medikamenten ins Fettdepot unter der Haut. Das Fettgewebe gibt dann Metoclopramid kontinuierlich ins Blut ab, mehrmaliges Spritzen entfällt. Die subkutane Anwendung hat sich in der Praxis sehr gut bewährt, es handelt sich um einen Off-Label-Gebrauch *(Seite 16)*. Metoclopramid wirkt hier nach 10–15 Minuten.

Zäpfchen (rektal)
Wenn die orale Anwendung nicht möglich ist, kann mit Zäpfchen behandelt werden, die 3- bis 4-mal täglich in den After eingeführt werden (entspricht 30-40 mg MCP/Tag).

Kritische Fragen zu Metoclopramid

Was tun bei zu hoher Dosierung?
Informieren Sie Ihren behandelnden Arzt. Bei versehentlich zu hoher Dosierung können Nebenwirkungen verstärkt auftreten. Überdosierung verursacht verstärkte Schläfrigkeit, Unruhe oder Krämpfe. Bei langfristiger Überdosierung können Bewegungsstörungen (siehe Nebenwirkungen) häufiger vorkommen.

Was tun, wenn eine Dosis ausgelassen wurde?
Eine versehentlich ausgelassene Dosis können Sie nachträglich einnehmen – aber nicht, wenn bereits Zeit für die nächste Einnahme ist. Eine doppelte Dosis ist zu vermeiden.

Autofahren während der Behandlung?
Metoclopramid kann die Konzentrationsfähigkeit herabsetzen und müde machen. Fahren Sie nicht Auto und bedienen Sie keine Maschinen, ehe Sie wissen, wie das Medikament auf Sie wirkt. Wir raten Ihnen in den ersten Wochen nur nach Rücksprache mit dem behandelnden Arzt Auto zu fahren.

Welche Nebenwirkungen sind bei Metoclopramid häufig?

Nebenwirkungen	Was hilft dagegen?
Benommenheit, Schläfrigkeit ➜ meist am Anfang der Therapie	Im Laufe der Therapie rückläufig.
Muskelstarre/-verkrampfung, z.B. Zungenkrampf oder Muskelzittern, unwillkürliche Bewegungen Ihrer Arme oder Beine ➜ Melden Sie Ihrem Arzt sofort Veränderungen Ihrer Bewegungsabläufe. Diese können auftreten, weil Metoclopramid auch Dopamin im Bewegungszentrum des Gehirns blockiert.	Eventuell wird Ihr Arzt die Dosis verringern. Bei Beginn der Beschwerden behandeln mit Butylscopolamin *(Seite 74)* oder Biperidin (beide heben die Wirkung von Metoclopramid auf). Auf ein anderes Medikament umstellen.
Sitz-, Geh- oder Stehunruhe	Eventuell wird Ihr Arzt die Dosis verringern oder auf ein anderes Medikament umstellen.
Durchfall ➜ Eine Opioidschmerztherapie *(Seite 88)* verursacht häufig Verstopfung, so dass die Effekte sich gegenseitig aufheben können.	Eventuell wird Ihr Arzt die Dosis verringern oder auf ein anderes Medikament umstellen.

Was kann bei gleichzeitiger Anwendung anderer Medikamente passieren?
Die Packungsbeilage beschreibt mögliche Wechselwirkungen ausführlich. Informieren Sie Ihren Arzt über alle Medikamente, die Sie anwenden.

Die schnellere Magen-Darm-Bewegung durch Metoclopramid kann die Aufnahme anderer Medikamente stören.

Der gleichzeitige Gebrauch von Butylscopolamin *(Seite 74)* oder hohe Dosen an Dimenhydrinat *(Seite 152)* heben die Wirkung von Metoclopramid im Magen-Darmbereich auf.

Alkohol ist zu meiden
Alkohol kann die Nebenwirkungen von Metoclopramid verstärken. Insbesondere bei Retardkapseln kann durch Alkoholgenuss deutlich mehr Wirkstoff freigesetzt werden als gewünscht.

Wenn Metoclopramid nicht hilft
Sprechen Sie mit Ihrem Arzt über mögliche Alternativen oder Zusatz-Medikamente.

Abhängig von den Ursachen von Übelkeit und Erbrechen und den Begleiterkrankungen gibt es verschiedene Alternativen, z.B. Dexamethason *(Seite 159)*, Dimenhydrinat *(Seite 152)*, Haloperidol *(Seite 155)* oder Levomepromazin *(Seite 164)*.

Gegen Schluckauf können auch Baclofen *(Seite 80)*, Haloperidol *(Seite 155)*, Levomepromazin *(Seite 164)* oder Nifedipin *(Seite 83)* helfen.

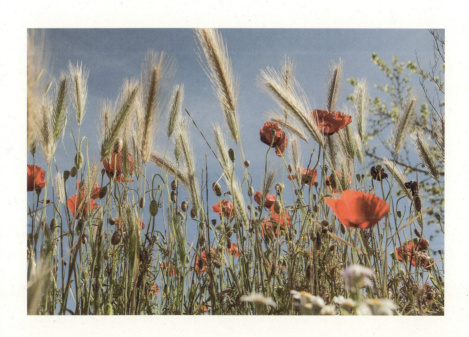

Unruhe

Unruhe tritt als Symptom meist erst dann auf, wenn der Patient nicht mehr klar orientiert oder nur eingeschränkt ansprechbar ist. Sie äußert sich sehr verschieden, z.B. durch Herumnesteln, häufiges Herumwälzen im Bett, Stöhnen oder Hilferufe. Oft ist die Unruhe für die Angehörigen belastender als für den Patienten selbst. Das ist für das Umfeld schwer auszuhalten. Gespräche mit Hospizhelfern, Pflegekräften oder Ärzten können den Angehörigen helfen.

Die Ursache für die Unruhe herauszufinden ist meist schwierig. Wie die Angst *(Seite 22)* kann sie eine normale Reaktion auf den nahenden Tod sein. Das ständige Liegen kann ebenso unruhig machen wie Schmerzen oder Medikamente. Manchmal ist Unruhe aber auch Zeichen von Verwirrtheit *(Seite 18)*.

Unruhige Patienten brauchen Zuwendung und Zeit: da sein, die Hand halten, Gespräche führen, vorlesen, beruhigende Pflegemaßnahmen (Massagen, Waschungen, Einreibungen) und Entspannungsübungen.

Wenn das nicht hilft, kann der Arzt Medikamente verschreiben, z.B. Diazepam *(Seite 61)*, Levomepromazin *(Seite 164)*, Lorazepam *(Seite 34)* und Midazolam *(Seite 38)*. In der Regel wird die Dosis so lange gesteigert, bis die Unruhe erträglich wird. Das Maß hierfür ist der Patient, nicht die Angehörigen.

Verstopfung (Obstipation)

Über die Hälfte der Palliativpatienten und fast alle Patienten, die Opioide einnehmen, leiden unter Verstopfung.
Die häufigsten Ursachen sind:
- Folge der Erkrankung, z.B. bei Krebs
- Nebenwirkung von Opioiden *(Seite 90 ff)* oder anderen Medikamenten
- Stoffwechselstörungen
- zu wenig getrunken, zu wenig gegessen, zu wenig Ballaststoffe in der Nahrung
- Schwäche, Bewegungsmangel

Um einer Verstopfung als Nebenwirkung von Medikamenten vorzubeugen, werden in der Regel mit dem Medikament auch leichte Abführmittel (Laxantien) verordnet. Bei Verstopfung infolge von Krankheiten und Stoffwechselstörungen muss der Arzt sehr individuell entscheiden, welches Abführmittel eingesetzt werden kann, da manche auch Schmerzen verursachen können oder den Patienten entkräften. Auch Zäpfchen oder ein Einlauf sind möglich, um die Stuhlentleerung zu fördern.

Bei einem Mangel an Flüssigkeit, an Nahrung oder an Ballaststoffen ist zu prüfen, ob das zu verändern ist. Wichtig ist, dass die Wünsche des Patienten berücksichtigt werden: Vielleicht mag er nichts mehr essen und trinken. Das ist für Angehörige oft schwer zu akzeptieren, aber die Wünsche des Patienten sind zu respektieren.

Bei Bewegungsmangel und Schwäche kann versucht werden, ob mehr Bewegung möglich ist. Helfen können aber z.B. auch (Darm-)Massagen oder warme Auflagen, die die Darmtätigkeit anregen.

Bei Medikamenten als Ursache, vor allem bei Anwendung starker Opioide, ist eine regelmäßige Anwendung von Abführmitteln notwendig, außer es liegt eine schwere Darmerkrankung vor.

Medikamente gegen Verstopfung

Es gibt Medikamente mit verschiedenen Wirkungsweisen.

Sanfte (milde) Abführmittel weichen verhärteten Stuhl auf. Sie werden oral eingenommen. Diese Medikamente sind entweder sehr gute Wasserbinder und führen das getrunkene Wasser mit in den Darm *(Macrogol, Seite 183)* oder ziehen – im Darm angekommen – eher Flüssigkeit aus dem Gewebe in den Darm *(z.B. Lactulose, Seite 180)*. Die Flüssigkeit weicht den Stuhl auf und sorgt für einen leichten Druck im Darm, was die Darmbewegung anregt.

In Einläufen (Klistiere, Klysma) werden hochkonzentrierte Wirkstoffe über den After eingeführt: Salze (Natriumdihydrogenphosphat, Natriummonohydrogenphosphat) oder Zuckeralkohole *(Sorbit, Glycerin, Seite 178)*. Sie wirken allein schon wegen des aufgebauten Flüssigkeitsdrucks sehr rasch. Aber selbst Klistiere mit wenig Flüssigkeit wirken, denn die hohe Wirkstoffkonzentration zieht Flüssigkeit aus dem Gewebe in den Darm, weil der Körper sich immer um eine Verdünnung bemüht.

Andere Medikamente stimulieren ein Mehr an Darmbewegung, indem sie auf die Darmmuskulatur selbst einwirken. Weiterhin verhindern sie eine Wasser- und Salzaufnahme aus dem Darm in den Körper und ziehen aktiv Wasser in den Darm. So bleibt mehr Wasser im Darm, der Stuhl wird weicher und aktiv in Richtung Enddarm transportiert. Man nennt solche Wirkstoffe stimulierende Abführmittel. Beispiele sind Bisacodyl *(Seite 175)*, Natriumpicosulfat *(Seite 188)* und Senna.

Paraffinöl ist ein Wirkstoff aus der Gruppe der Gleitmittel. Durch die ölige Struktur durchdringt und erweicht es den Stuhl.

Methylnaltrexon *(Seite 186)* wirkt ausschließlich, wenn Opioide *(Seite 90 ff)* der Grund für die Verstopfung sind. Opioide docken an Opioid-Andockstellen an, die vor allem in Gehirn, Rückenmark und Darm vorkommen. Der Körper kann sich an die Opioid-Schmerzhemmung gewöhnen, dann muss die Dosis gesteigert werden. Doch damit kann die Verstopfung zunehmen, denn daran gewöhnt sich der Körper nicht. Methylnaltrexon verhindert die Verstopfung, indem es im Darm anstelle der Opioide an die Andockstellen andockt und die Opioidwirkung (Verstopfung) blockiert. Anders in Gehirn und Rückenmark: Methylnaltrexon kommt dort wegen seiner chemischen Struktur nicht hin, verhindert also nicht die schmerzhemmende Opioidwirkung im Nervensystem.

Bisacodyl

Typische Handelsnamen in Deutschland:	z.B. Dulcolax®, Laxans®
Palliativmedizinische Einsatzgebiete (inkl. Off-Label-Gebrauch):	Verstopfung

Bisacodyl ist ein stark wirksames Abführmittel und für den gelegentlichen, bedarfsweisen Gebrauch bestimmt.

Bisacodyl hilft bei Verstopfung
Bisacodyl stimuliert die Darmbewegung, weicht festen Darminhalt auf und fördert die Darmentleerung. Es hilft bei Verstopfung, wenn funktionelle Störungen vorliegen, z.B. Darmträgheit durch Nervenschäden oder durch Medikamente. Bei Darmverschluss darf Bisacodyl nicht angewendet werden, sonst kommt es zu starken Schmerzen.

Wie Sie Bisacodyl anwenden können
Während der Anwendung von Bisacodyl ist auf eine ausreichende Flüssigkeitszufuhr zu achten: aktives Trinken, Sondenernährung oder Infusion. Grund ist die durch Bisacodyl erhöhte Flüssigkeitsausscheidung mit dem Stuhl, insbesondere bei Auftreten von Durchfall.

Dragees, Tabletten (oral)
Nach Anwendung von Bisacodyl kommt es nach ca. 5–12 Stunden zu einer Darmentleerung. Abends eingenommen, ist am Morgen der Stuhlgang zu erwarten.
  Bisacodyl wirkt schneller, wenn es nüchtern eingenommen wird.

Zäpfchen (rektal)
Zäpfchen werden angewendet, wenn Schluckbeschwerden vorliegen. Zudem eignen sie sich, wenn sich Stuhl im Enddarm angestaut hat. Es sollte nicht zu lange gewartet werden mit der Anwendung des Zäpfchens, denn wenn der Stuhl durch die anhaltende Verstopfung zu hart wird, ist der Stuhlgang auch mit Bisacodyl-Zäpfchen schmerzhaft.
  Nach Einführen des Zäpfchens kommt es nach ca. 15–60 Minuten zum Stuhldrang.

Kritische Fragen zu Bisacodyl

Was tun bei falscher Dosierung?
Eine akute Überdosierung verstärkt die Nebenwirkungen, insbesondere Bauchkrämpfe und Übelkeit.

Bei Daueranwendung kann es sein, dass der Darm träge wird. Allerdings spielt dieser Aspekt in der Palliativphase nur sehr selten eine Rolle.

Was tun, wenn eine Dosis ausgelassen wurde?
Die Anwendung erfolgt nach Bedarf. Die Häufigkeit der Einnahme wird der Konsistenz des Stuhls bzw. den Beschwerden angepasst. In manchen Fällen kann kurzzeitig eine regelmäßige, 1- bis 2-mal tägliche Einnahme angezeigt sein. Eine versehentlich ausgelassene Dosis sollte aber nicht nachträglich angewendet werden.

Welche Nebenwirkungen sind bei Bisacodyl häufig?

Nebenwirkungen	Was hilft dagegen?
Übelkeit, Bauchkrämpfe, Bauchschmerzen, Blähungen	Dosis bei erneuter Anwendung verringern oder auf ein milderes Abführmittel umstellen.
Durchfall	Dosis bei erneuter Anwendung verringern oder auf ein milderes Abführmittel *(Seite 173)* umstellen. Auf ausreichende Flüssigkeitszufuhr achten.
Schwindel, Blutdruckabfall (durch die Darmentleerung kann der Blutdruck absinken und Schwindel auftreten ➔ Sturzgefahr)	Wenn möglich, auf die Toilette führen lassen. Schnelles Aufstehen von der Toilette ist zu vermeiden.

Was kann bei gleichzeitiger Anwendung anderer Medikamente passieren?
Die Packungsbeilage beschreibt mögliche Wechselwirkungen ausführlich. Informieren Sie Ihren Arzt über alle Medikamente, die Sie anwenden.
- Verursacht Bisacodyl Durchfall, können andere gleichzeitig eingenommene Medikamente eventuell nicht richtig aus dem Darm aufgenommen werden.
- Bisacodyl-Dragees oder -Tabletten haben einen speziellen Überzug, der gewährleistet, dass Bisacodyl nicht im Magen und nur wenig im Dünndarm freigesetzt wird. Ziel ist, dass Bisacodyl direkt und schnell in den Dickdarm befördert wird, um dort von Darmbakterien und Enzymen in die eigentliche Wirkform umgewandelt zu werden. Magensäureblocker und Milch greifen

den Überzug an, so dass der Wirkstoff aufgenommen werden kann und erst über Umwege (Dünndarm → Blut → Leber → Galle) wieder in den Darm gelangt. Zwischen der Einnahme von Bisacodyl und Magensäureblockern bzw. Milch sind 30 Minuten abzuwarten.

- Kortisonpräparate *(siehe Seite 159)* und wassertreibende Mittel (Diuretika) können wie Bisacodyl zu einem Kaliummangel im Blut führen. Dies kann Herzbeschwerden, Muskelschwäche und Darmträgheit auslösen. Bei Kaliummangel wird die Wirkung von Herzglykosiden (bei Herzschwäche), z.B. Digoxin, deutlich verstärkt.

Wenn die Verstopfung trotz Bisacodyl anhält?
Sprechen Sie mit Ihrem Arzt über mögliche Alternativen oder Zusatz-Medikamente.

Manchmal sind andere oder zusätzliche Abführmittel notwendig, um verhärteten Stuhl aus dem Enddarm mittels Einläufen oder anderen Abführzäpfchen *(Glycerin, Seite 178)* auszuräumen.

Bei starker Verstopfung hilft das ebenfalls stimulierende Abführmittel Natriumpicosulfat *(Seite 188)*. Milder wirksame und damit für den Dauergebrauch geeignete Alternativen zu Bisacodyl sind Lactulose *(Seite 180)* und Macrogol *(Seite 183)*, eventuell in Kombination mit Gleitmitteln, z.B. Medikamenten mit Paraffinöl.

Wenn Opioide *(Seite 90 ff)* die Ursache für Verstopfung sind, kann auch Methylnaltrexon *(Seite 186)* helfen.

Glycerin

Typische Handelsnamen in Deutschland:	z.B. Glycilax®
Palliativmedizinische Einsatzgebiete (inkl. Off-Label-Gebrauch):	Verstopfung

Glycerin ist ein mild wirksames Abführmittel, das als Zäpfchen verhärteten Stuhl im Darmausgang löst.

Glycerin-Zäpfchen bei Verstopfung
Das hochkonzentrierte Glycerin in den Zäpfchen reizt die Darmschleimhaut zu mehr Bewegung und führt zu einem starken Toilettendrang. Wenn möglich sollte der Stuhlgang einige Minuten hinausgezögert werden, damit das Glycerin Zeit hat, genügend Flüssigkeit in den Enddarm hineinzuziehen und den Stuhl aufzuweichen. Abhängig von der Konsistenz des Stuhls setzt die Darmentleerung 15–30 Minuten nach der Anwendung ein.

Fragen zu Glycerin
Was tun, wenn eine Dosis ausgelassen wurde?
Die Anwendung erfolgt nach Bedarf. Die Häufigkeit wird der Konsistenz des Stuhls bzw. den Beschwerden angepasst. In manchen Fällen kann kurzzeitig eine regelmäßige 1- bis 2-mal tägliche Einnahme angezeigt sein. Eine versehentlich ausgelassene Dosis sollte aber nicht nachträglich angewendet werden.

Welche Nebenwirkungen sind bei Glycerin häufig?
Glycerin ist nebenwirkungsarm, da es lediglich lokal im Enddarm wirkt. Mögliche Nebenwirkungen sind mit der Wirkung verbunden: Reizungen des Enddarms mit möglichen Hautirritationen durch Pressen beim Stuhlgang.

Was kann bei gleichzeitiger Anwendung anderer Medikamente passieren?
Informieren Sie Ihren Arzt über alle Medikamente, die Sie anwenden. Die Packungsbeilage beschreibt mögliche Wechselwirkungen ausführlich.

Wenn die Verstopfung trotz Glycerin anhält?
Sprechen Sie mit Ihrem Arzt über mögliche Alternativen oder Zusatz-Medikamente.
   Bei starker Verstopfung helfen stimulierende Abführmittel, z.B. Bisacodyl *(Seite 175)* und Natriumpicosulfat *(Seite 188)*.
   Mild wirksame und für den Dauergebrauch geeignete Abführmittel zum Ein-

nehmen sind Lactulose *(Seite 180)* und Macrogol *(Seite 183)*. Diese können auch mit Medikamenten mit Paraffinöl (Gleitmitteln) kombiniert werden.

Wenn Opioide *(Seite 90 ff)* die Ursache für Verstopfung sind, kann auch Methylnaltrexon *(Seite 186)* helfen.

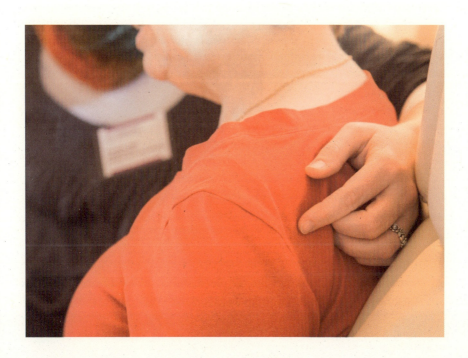

Lactulose

Typische Handelsnamen in Deutschland:	z.B. Bifiteral®, Lactulose®
Palliativmedizinische Einsatzgebiete (inkl. Off-Label-Gebrauch):	Verstopfung

Lactulose ist ein sanftes Abführmittel (Laxans) und wirkt, indem es verhärteten Stuhl aufweicht. Es wird bei chronischer Verstopfung eingesetzt.

Lactulose hilft bei Verstopfung

Lactulose ist ein künstlich hergestellter Zucker und schmeckt daher süß. Im Gegensatz zum natürlichen Milchzucker (Lactose) wird es nicht im Dünndarm verdaut, sondern erst im Dickdarm aufgespalten, was die abführende Wirkung erzeugt.

Im Dickdarm wird Lactulose von der natürlichen Darmflora aufgespalten: zunächst zu den kleineren Zuckermolekülen Galaktose und Fruktose, dann zu noch kleineren Abbauprodukten. Da sich diese Stoffe im Darm ansammeln, aber nicht vom Darm ins Blut aufgenommen werden, sorgen sie durch einen Konzentrationsausgleich für ihre Verdünnung: Sie ziehen Flüssigkeit aus dem umliegenden Gewebe in den Darm hinein. Die eingesogene Flüssigkeit weicht letztendlich den Darminhalt auf. Da Lactulose unter anderem zu milden Fettsäuren, Milch- und Essigsäuren abgebaut wird, erniedrigt sich der pH-Wert, so dass die Darmbewegung zusätzlich angeregt und der Stuhlbrei besser und schneller in Richtung Darmausgang befördert wird.

Wie Sie Lactulose anwenden können

Lactulose wird immer oral eingenommen: als Gel, Pulver oder Sirup. Die genaue Abmessung erfolgt mit einem im Medikament mitgelieferten speziellen Messbecher oder -löffel. Bei Einnahme von Gel oder Pulver sollten Sie, falls möglich, etwas dazu trinken. Lactulose ist mischbar mit Wasser, Fruchtsaft oder Milch.

Nach Einnahme kommt es nach 8–10 Stunden zur Darmentleerung, diese kann sich aber bis zu 2 Tagen hinziehen, je nach Schwere der Erkrankung.

Da Darmträgheit oft chronisch ist, tritt Verstopfung nach Absetzen von Lactulose meist wieder auf. Daher ist eine längere und regelmäßige Anwendung empfehlenswert.

Kritische Fragen zu Lactulose

Was tun bei falscher Dosierung?

Lactulose hat bei Überdosierung verstärkte Nebenwirkungen, z.B. Durchfall. Mit Durchfall verbundener Wasser- und Salzverlust kann z.B. zu Mundtrockenheit, Schwäche, Schwindel oder Verwirrtheit führen.

Was tun, wenn eine Dosis ausgelassen wurde?
Eine versehentlich ausgelassene Dosis können Sie nachträglich einnehmen – aber nicht, wenn bereits Zeit für die nächste Einnahme ist. Eine doppelte Dosis ist zu vermeiden.

Welche Nebenwirkungen sind bei Lactulose häufig?
Nebenwirkungen entstehen durch die eigentliche Wirkung. Eine starke Wirkung kann über das Ziel hinausschießen und Durchfall bewirken. Auch Blähungen, Abgang von Darmwinden, Sodbrennen, Völlegefühl oder Bauchschmerzen zeugen von der Wirksamkeit von Lactulose, denn es tut sich etwas im Darm: der Flüssigkeitseinstrom in den Darm erhöht den Druck und fördert die Darmbewegung. Manchmal tritt Übelkeit auf, selten führt dies zu Erbrechen.

Wenn die Beschwerden nicht zurückgehen oder unerträglich sind, reduzieren Sie nach Rücksprache mit dem Arzt die Dosis oder lassen Sie mehr Zeit zwischen den Anwendungen.

Lactulose löst keine Darmträgheit aus, es findet keine Gewöhnung bei längerfristiger Einnahme statt.

Was kann bei gleichzeitiger Anwendung anderer Medikamente passieren?
Informieren Sie Ihren Arzt über alle Medikamente, die Sie anwenden.
- Bei schwerer Lebererkrankung sollte Lactulose nicht mit anderen Abführmitteln kombiniert werden.
- Magensäureblocker und manche Antibiotika können die Wirkung von Lactulose vermindern. Säureblocker, weil sie einen niedrigen pH-Wert im Dickdarm verhindern (trägt zur Wirkung bei) und Antibiotika vermutlich, weil sie die Lactulose-aufspaltenden Bakterien abtöten.
- Lactulose kann den Kaliumverlust durch andere Arzneimittel (wassertreibende Mittel wie Diuretika, Dexamethason *(Seite 159)* und Amphotericin B) verstärken.
- Bei gleichzeitiger Gabe von Herzglykosiden, z.B. Digoxin, kann Kaliummangel deren Wirkung verstärken.

Die Packungsbeilage beschreibt mögliche Wechselwirkungen ausführlich.

Wenn trotz Lactulose Beschwerden da sind?
Sprechen Sie mit Ihrem Arzt über mögliche Alternativen oder Zusatz-Medikamente.

Manchmal sind andere oder zusätzliche Abführmittel notwendig, um verhärteten Stuhl aus dem Enddarm mittels Einläufen oder Abführzäpfchen *(Glycerin, Seite 178)* auszuräumen.

Eine Alternative zu Lactulose ist Macrogol *(Seite 183)*. Lactulose kann bei starken Beschwerden auch mit stimulierenden Abführmitteln *(Bisacodyl, Seite 175, oder Natriumpicosulfat, Seite 188)* oder Medikamenten mit Paraffinöl (Gleitmitteln) kombiniert werden.

Wenn Opioide *(Seite 90 ff)* die Ursache für Verstopfung sind, kann auch Methylnaltrexon *(Seite 186)* eingesetzt werden.

Macrogol

| Typische Handelsnamen in Deutschland: | z.B. Movicol®, Macrogol® |
| Palliativmedizinische Einsatzgebiete (inkl. Off-Label-Gebrauch): | Verstopfung |

Macrogol ist ein sanftes, mildes Abführmittel (Laxans) und wirkt, indem es verhärteten Darminhalt aufweicht. Es wird bei chronischer Verstopfung eingesetzt.

Macrogol hilft bei Verstopfung

Viele Wirkstoffe sind kleine Moleküle, die gut über Haut oder Schleimhäute aufgenommen werden. Macrogol dagegen besteht aus sehr langen Molekülketten (macro = groß), chemisch gesehen ist es Polyethylenglycol (PEG). Macrogole gibt es in verschiedenen Größen für unterschiedliche Anwendungsarten. Bei Verstopfung wird Macrogol 3350 eingesetzt.

Es wird vom Körper weder aufgenommen noch verdaut. Allerdings bindet es auf seinem Weg durch den Körper viel Wasser und befördert dieses direkt in den gefüllten Dickdarm. Wichtig für die Therapie ist, dass Sie Macrogol mit ausreichend Flüssigkeit einnehmen, damit es dem Körper nicht zusätzlich Flüssigkeit entzieht. Wenn ein Patient nicht mehr genug Flüssigkeit aufnehmen kann (weniger als einen Liter/Tag), ist Macrogol nicht mehr das richtige Abführmittel.

In manchen Medikamenten sind Macrogole als Hilfsstoff, nicht als Wirkstoff zugesetzt. Dann sind sie in sehr kleinen Mengen oder mit anderer Kettenlänge enthalten und wirken deshalb nicht abführend.

Macrogol wirkt auf verschiedene Weise verdauungsregulierend:
- Das mit dem Macrogol-Pulver getrunkene und gebundene Wasser weicht harten Darminhalt auf.
- Die Wirkung auf die sensiblen Darmwände regt den Darm zur Bewegung an.
- Das Stuhlvolumen wird erhöht und sendet so Anreize an den Darm, den Stuhl rasch in Richtung Darmausgang zu transportieren und auszuscheiden.

Wie Sie Macrogol anwenden können

Macrogol wird als Pulver zum Herstellen einer Trinklösung angeboten. Sie lösen das Pulver in Wasser oder Saft (ca. 125 ml pro Beutel) und trinken alles (1–8 Beutel pro Tag). Es ist vor allem die getrunkene Flüssigkeit, die den im Darm verhärteten Stuhl aufweicht. Macrogol wirkt nicht sofort, bei Therapiebeginn vergehen oft 2–3 Tage, bis es zu Stuhlgang kommt, im Verlauf der Therapie 8–24 Stunden.

Da Darmträgheit nicht geheilt wird und oft ein chronischer Zustand ist, tritt nach

Absetzen von Macrogol meist wieder Verstopfung auf. Daher ist eine längere und regelmäßige Anwendung empfehlenswert.

Kritische Fragen zu Macrogol

Was tun bei falscher Dosierung?
Macrogol kann bei Überdosierung verstärkte Nebenwirkungen, z.B. Durchfall bewirken. Mit Durchfall verbundener Wasser- und Salzverlust kann z.B. zu Mundtrockenheit, Schwäche, Schwindel oder Verwirrtheit führen.

Was tun, wenn eine Dosis ausgelassen wurde?
Eine versehentlich ausgelassene Dosis können Sie nachträglich einnehmen, wenn Sie wollen.

Welche Nebenwirkungen sind bei Macrogol häufig?
Nebenwirkungen entstehen durch die eigentliche Wirkung. Eine starke Wirkung kann über das Ziel hinausschießen und Durchfall bewirken. Theoretisch sind aufgrund der leicht darmaktivierenden Wirkung auch Begleitsymptome wie Bauchschmerzen, Analbeschwerden, Abgang von Darmwinden, Magenknurren und Übelkeit möglich. Bei Macrogol sind solche Beschwerden aber im Vergleich zu anderen Abführmitteln am geringsten ausgeprägt.

Macrogol löst keine Darmträgheit aus, es findet keine Gewöhnung bei längerfristiger Einnahme statt.

Was kann bei gleichzeitiger Anwendung anderer Medikamente passieren?
Informieren Sie Ihren Arzt über alle Medikamente, die Sie anwenden.

Die Packungsbeilage beschreibt mögliche Wechselwirkungen ausführlich. Wechselwirkungen resultieren in den meisten Fällen aus einer schnelleren Darmbewegung oder Durchfällen, die die Aufnahme gleichzeitig eingenommener Arzneimittel stören können. Macrogol ist allerdings ein mildes Abführmittel, Wechselwirkungen sind daher höchst unwahrscheinlich.

Wenn trotz Macrogol Beschwerden da sind?
Sprechen Sie mit Ihrem Arzt über mögliche Alternativen oder Zusatz-Medikamente.

Manchmal sind andere oder zusätzliche Abführmittel notwendig, z.B. um verhärteten Stuhl aus dem Enddarm mittels Einläufen oder Abführzäpfchen *(Glycerin, Seite 178)* auszuräumen.

Macrogol wird oft auch mit Abführmitteln kombiniert, die den Darm stärker zu mehr Bewegung anregen.

Eine Alternative zu Macrogol ist Lactulose *(Seite 180)*. Macrogol kann bei starken Beschwerden auch mit stimulierenden Abführmitteln *(Bisacodyl, Seite 175, oder Natriumpicosulfat, Seite 188)* oder Medikamenten mit Paraffinöl (Gleitmitteln) kombiniert werden.

Wenn Opioide *(Seite 90 ff)* die Ursache für Verstopfung sind, kann auch Methylnaltrexon *(Seite 186)* eingesetzt werden.

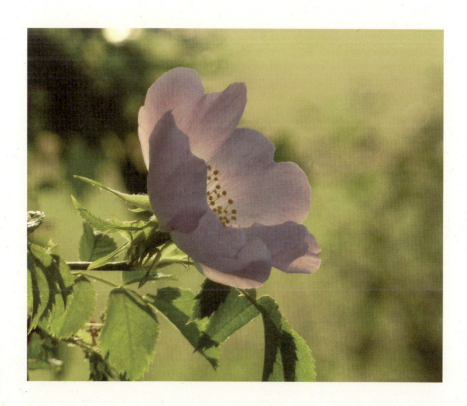

Methylnaltrexon

Handelsname in Deutschland:	Relistor®
Palliativmedizinische Einsatzgebiete (inkl. Off-Label-Gebrauch):	Opiatbedingte Verstopfung

Wenn andere Abführmittel nicht ausreichend helfen, kann mit Methylnaltrexon eine ausschließlich durch Opioide hervorgerufene Verstopfung behandelt werden. Methylnaltrexon wird meist nur dann eingesetzt, wenn die üblichen Abführmaßnahmen nicht helfen und wird dann mit anderen Abführmitteln kombiniert. Nach einer Spritze unter die Haut setzt die Wirkung innerhalb von 4 Stunden ein. Im Medikament liegt es als Methylnaltrexoniumbromid vor.

Methylnaltrexon hilft bei Verstopfung
Methylnaltrexon ist ausschließlich im Darm ein Gegenspieler zu den Opioiden *(Seite 90 ff)* und wirkt so gegen eine von diesen Schmerzmitteln verursachte Verstopfung.

Anwendung als Spritze
Ihr Arzt spritzt Ihnen Methylnaltrexon in das Fettgewebe unter die Haut (subkutan) und man muss abwarten, ob es bei Ihnen wirkt. Falls ja, setzt die Darmentleerung nach 30 Minuten, spätestens nach 4 Stunden ein. Der Stuhldrang kann sehr schnell sehr dringend werden. Bleiben Sie daher in der Nähe einer Toilette oder halten Sie eine Bettpfanne bereit. Wenn die erste Spritze zu keiner Darmentleerung führen sollte, wird am darauffolgenden Tag eine zweite Spritze, eventuell in höherer Dosis verabreicht. Ihr Arzt kann Ihnen auch zeigen, wie Sie sich selbst spritzen.

Kritische Fragen zu Methylnaltrexon

Was tun bei falscher Dosierung?
Wenn Sie öfter als empfohlen gespritzt haben, sprechen Sie mit Ihrem Arzt. Nebenwirkungen können dann verstärkt auftreten, die Wirkung wird nicht besser.

Was tun, wenn eine Dosis ausgelassen wurde?
Eine versehentlich ausgelassene Dosis können Sie nachträglich anwenden – aber nicht, wenn bereits Zeit für die nächste Anwendung ist. Eine doppelte Dosis ist zu vermeiden.

Autofahren während der Behandlung?
Methylnaltrexon kann Schwindel verursachen. Fahren Sie nicht Auto und bedienen Sie keine Maschinen, ehe Sie wissen, wie das Medikament auf Sie wirkt. Wir raten Ihnen in den ersten Wochen nur nach Rücksprache mit dem behandelnden Arzt Auto zu fahren.

Welche Nebenwirkungen sind bei Methylnaltrexon häufig?
Sprechen Sie mit Ihrem Arzt, falls Sie nach der Behandlung neue Beschwerden bemerken, z.B. Bauchschmerzen, Schwindel, Übelkeit oder sogar Erbrechen. Bei Durchfällen reagieren Sie sehr stark auf das Medikament, es sollte dann entweder die Dosis reduziert oder der Abstand zwischen den Spritzen erhöht werden. Bei Schmerz oder Rötung an der Einstichstelle sollte die Einstichstelle gewechselt werden.

Was kann bei gleichzeitiger Anwendung anderer Medikamente passieren?
Informieren Sie Ihren Arzt über alle Medikamente, die Sie anwenden. Die Packungsbeilage beschreibt mögliche Wechselwirkungen ausführlich.

Wenn trotz Methylnaltrexon Beschwerden da sind?
Ist die Verstopfung immer noch stark ausgeprägt oder verbunden mit Schmerzen oder Übelkeit, sollten Sie mit Ihrem Arzt über mögliche Alternativen oder Zusatz-Schmerzmittel sprechen *(Seite 91)*.

Natriumpicosulfat

Typische Handelsnamen in Deutschland:	z.B. Laxoberal®, Dulcolax® NP, Laxans® Pico
Palliativmedizinische Einsatzgebiete (inkl. Off-Label-Gebrauch):	Verstopfung

Natriumpicosulfat ist ein stark wirksames Abführmittel. Es ist dem Bisacodyl *(Seite 175)* sehr ähnlich. Anders als Bisacodyl wird es aber vom Körper nicht aufgenommen und wirkt direkt im Dickdarm. So benötigt es keinen Tablettenüberzug und kann auch in Form von Tropfen eingenommen werden. Allerdings gibt es keine Zäpfchen wie bei Bisacodyl.

Natriumpicosulfat hilft bei Verstopfung

Natriumpicosulfat stimuliert die Darmbewegung, weicht festen Darminhalt auf und fördert die Darmentleerung. Es hilft bei Verstopfung durch verhärteten Darminhalt oder durch funktionelle Störungen, z.b. bei Nervenschäden und Einnahme von Medikamenten, die zu Darmträgheit führen. Voraussetzung ist, dass aufgenommene Nahrung vom Magen ungehindert den Darm passieren kann. Bei mechanischem Darmverschluss darf Natriumpicosulfat also nicht angewendet werden, weil es zu starken Schmerzen kommen kann.

Wie Sie Natriumpicosulfat einnehmen

Während der Anwendung von Natriumpicosulfat ist auf eine ausreichende Flüssigkeitszufuhr zu achten: aktives Trinken, Sondenernährung oder Infusion. Grund ist die durch Natriumpicosulfat erhöhte Flüssigkeitsausscheidung mit dem Stuhl, insbesondere bei Auftreten von Durchfall.

Natriumpicosulfat gibt es als Fruchtwürfel, Lutschpastillen, Tabletten, Tropfen, Pulver zur Herstellung einer Trinklösung und Weichkapseln. Nach der Einnahme, bevorzugt abends, kommt es nach ca. 4–14 Stunden zu einer Darmentleerung. Die Würfel werden gut zerkaut und mit Wasser hinuntergeschluckt.

Kritische Fragen zu Natriumpicosulfat

Was tun bei falscher Dosierung?
Eine akute Überdosierung verstärkt die Nebenwirkungen, insbesondere Bauchkrämpfe und Übelkeit.

Bei Daueranwendung kann es sein, dass der Darm träge wird. Allerdings spielt dieser Aspekt in der Palliativphase nur sehr selten eine Rolle.

Was tun, wenn eine Dosis ausgelassen wurde?
Die Anwendung erfolgt nach Bedarf, die Häufigkeit der Einnahme wird der Konsistenz des Stuhls bzw. dem Beschwerdebild angepasst. In manchen Fällen kann kurzzeitig eine regelmäßige 1- bis 2-mal tägliche Einnahme angezeigt sein. Eine versehentlich ausgelassene Dosis sollte aber nicht nachträglich angewendet werden, außer bei beabsichtigter Ausräumung des Darms aufgrund einer anstehenden Untersuchung/Operation.

Welche Nebenwirkungen sind bei Natriumpicosulfat häufig?

Nebenwirkungen	Was hilft dagegen?
Übelkeit, Bauchkrämpfe, Bauchschmerzen, Blähungen	Dosis bei erneuter Anwendung verringern oder auf ein milderes Abführmittel *(Seite 173)* umstellen.
Durchfall	Dosis bei erneuter Anwendung verringern. Auf ausreichende Flüssigkeitszufuhr achten.
Schwindel, Blutdruckabfall (durch die Darmentleerung kann der Blutdruck absinken und Schwindel auftreten ➔ Sturzgefahr)	Wenn möglich, auf die Toilette führen lassen. Schnelles Aufstehen und Sich-Aufrichten ist zu vermeiden.

Was kann bei gleichzeitiger Anwendung anderer Medikamente passieren?
Informieren Sie Ihren Arzt über alle Medikamente, die Sie anwenden. Die Packungsbeilage beschreibt mögliche Wechselwirkungen ausführlich.

- Verursacht Natriumpicosulfat Durchfall, können andere gleichzeitig eingenommene Medikamente eventuell nicht richtig aus dem Darm aufgenommen werden.
- Kortisonpräparate *(siehe Seite 159)* und wassertreibende Mittel (Diuretika) können wie Natriumpicosulfat zu einem Kaliummangel im Blut führen. Dies kann Herzbeschwerden, Muskelschwäche und Darmträgheit auslösen. Bei Kaliummangel wird die Wirkung von Herzglykosiden, z.B. Digoxin, deutlich verstärkt.
- Da Natriumpicosulfat von der Darmflora und Enzymen in seine eigentliche Wirkform umgewandelt wird, kann die Einnahme von Antibiotika zu einer Abschwächung der Darmflora und so zu einer Wirkabschwächung von Natriumpicosulfat führen.

Wenn die Verstopfung trotz Natriumpicosulfat anhält?
Sprechen Sie mit Ihrem Arzt über mögliche Alternativen oder Zusatz-Medikamente.

Manchmal sind andere oder zusätzliche Abführmittel notwendig, um verhärteten Stuhl aus dem Enddarm mittels Einläufen oder Abführzäpfchen *(Glycerin, Seite 178)* auszuräumen.

Bei starker Verstopfung hilft das ebenfalls stimulierende Abführmittel Bisacodyl *(Seite 175)*. Milder wirksame und damit für den Dauergebrauch geeignete Alternativen zu Natriumpicosulfat sind Lactulose *(Seite 180)* und Macrogol *(Seite 183)*, eventuell in Kombination mit Medikamenten mit Paraffinöl (Gleitmitteln).

Wenn Opioide *(Seite 90 ff)* die Ursache für Verstopfung sind, kann auch Methylnaltrexon *(Seite 186)* helfen.

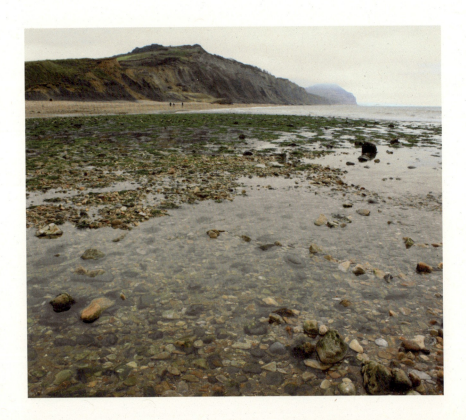

Anhang

I. Rezeptgebühr: Zuzahlung zu Medikamenten und Zuzahlungsbefreiung

Verschreibung
Fast alle Medikamente, die in diesem Büchlein vorgestellt werden, müssen vom Arzt verschrieben werden. Mit dem Rezept bekommen Sie das Medikament in der Apotheke. Die Kosten trägt die Krankenkasse, Sie als Patient müssen je nach Vorschriften noch eine Rezeptgebühr selber bezahlen.

BtM-Rezepte
Opioide (starke Schmerzmittel) zählen zu den Betäubungsmitteln (BtM). Diese werden vom Arzt auf einem speziellen BtM-Rezept verschrieben. BtM-Rezepte sind gelb und nur 8 Tage gültig, inklusive Verschreibungstag. Folgende in diesem Büchlein beschriebenen Wirkstoffe sind Betäubungsmittel (BtM): Morphin *(Seite 133)*, Fentanyl *(Seite 108)*, Buprenorphin *(Seite 94)*, Hydromorphon *(Seite 113)*, Oxycodon *(Seite 138)* und Levomethadon *(Seite 126)*.

Zuzahlung/Rezeptgebühr
Die Rezeptgebühr beträgt 10 % des Medikamentenpreises. Sie zahlen mindestens 5,- € und höchstens 10,- €, allerdings nie mehr als den Medikamentenpreis. Gibt es für das Medikament einen Festbetrag, richtet sich die Zuzahlung nach diesem.

Zusätzlich zahlen Sie die Mehrkosten bei Medikamenten, deren Preis über dem staatlich festgelegten „Festbetrag" liegt. Diese Mehrkosten müssen Sie immer zahlen, auch wenn Sie von der Zuzahlung befreit oder die Medikamente für ein Kind sind.

Zuzahlungsbefreiungen
Aufgrund verschiedener Bestimmungen gibt es Medikamente ohne Zuzahlung oder Sie können sich von der Zuzahlung befreien lassen. Die verschiedenen Vorschriften und Verträge hierzu sind sehr unübersichtlich und wechseln oft, deshalb kann nur der Apotheker hierzu verlässlich Auskunft geben.
Grundsätzlich zuzahlungsfrei sind z.B.:
- Kinder bis zum 18. Lebensjahr, außer bei Preisen über Festbetrag
- Medikamente, die die Gesetzliche Unfallversicherung bezahlt
- Medikamente für Beamte und Soldaten

Zuzahlungsfrei aufgrund von Rabattverträgen
Viele Krankenkassen haben mit Pharmafirmen Rabattverträge abgeschlossen, damit sie bestimmte Medikamente für ihre Mitglieder billiger bekommen. Zum Teil wird für diese Medikamente dann nur die halbe oder gar keine Zuzahlung fällig.

Zuzahlungsfrei aufgrund günstiger Preise
Basis dieser Zuzahlungsbefreiung ist das Arzneimittelwirtschaftlichkeitsgesetz (AMWG). Die Regelungen im Detail sind kompliziert, aber Kern ist: Wenn ein Medikament unter bestimmten staatlichen Preisvorgaben liegt, wird es zuzahlungsfrei.

Da sich sowohl die Preisvorgaben als auch die Preise laufend verändern, gibt es im Internet eine Liste der aktuell zuzahlungsbefreiten Medikamente, die 14-tägig aktualisiert wird. Unter www.gkv-spitzenverband.de > Versicherten-Service > Zuzahlungen und Befreiungen > Befreiungsliste Arzneimittel können Sie die Liste herunterladen.

Interessant ist diese Liste, weil es von einem Wirkstoff *(Seite 13)* in der Regel mehrere Medikamente von verschiedenen Herstellern gibt, von denen das eine billiger (und damit zuzahlungsfrei), das andere teurer (= zuzahlungspflichtig) ist. Unter Umständen kann man also bei gleicher Wirkung des Medikaments zu einem anderen Hersteller wechseln und spart sich dann die Zuzahlung. Allerdings gibt es bei weitem nicht für alle Wirkstoffe die Möglichkeit der Zuzahlungsbefreiung.

Zuzahlungsbefreiung wegen Überschreitung der Belastungsgrenze
Für Zuzahlungen gibt es eine jeweils individuelle Belastungsgrenze, über die hinaus Sie von Zuzahlungen befreit werden. Die Belastungsgrenze liegt bei 2 % des Bruttoeinkommens Ihrer Familie, bei chronisch Kranken bei 1 %. Als chronisch krank gilt, wer wegen einer schwerwiegenden Krankheit in Dauerbehandlung ist. Das trifft häufig auf Patienten in der Palliativphase zu.

Berechnung der Belastungsgrenze
Als Bruttoeinkommen gilt das Einkommen des Patienten, seines Ehepartners und seiner Kinder, die im selben Haushalt leben. Davon abgezogen werden verschiedene Freibeträge. Ihre Krankenkasse berechnet Ihre individuelle Belastungsgrenze.

Wenn Sie im Laufe eines Kalenderjahrs Ihre Belastungsgrenze erreichen, müssen Sie einen Befreiungsantrag bei der Krankenkasse stellen, oder Sie lassen sich die zu viel gezahlten Zuzahlungen am Jahresende erstatten. Im neuen Jahr müssen Sie dann wieder Zuzahlungen leisten – bis zur Belastungsgrenze.

Zu den Zuzahlungen zählen neben der Rezeptgebühr z.B. auch Zuzahlungen für jeden Tag im Krankenhaus oder Eigenanteile bei Masseuren, Physiotherapeuten und Hilfsmitteln wie Rollstuhl oder Windelhosen. Sie werden als „Familienzuzahlungen" behandelt, d.h.: Ihre Ausgaben und die Ihrer Angehörigen werden zusammengerechnet.

Wer hilft weiter?
Das Thema Zuzahlungen ist kompliziert und verändert sich laufend. Zuverlässige aktuelle Informationen bekommen Sie
- bei Ihrer Apotheke (Apotheken verfügen über EDV-gestützte Kassensysteme, in denen Änderungen laufend eingepflegt werden),
- bei Ihrem Arzt (speziell wenn es um die Umstellung auf ein anderes Medikament mit demselben Wirkstoff geht),
- bei Ihrer Krankenkasse (speziell wenn es um die Befreiungen aufgrund von Rabattverträgen geht).

II. Literaturverzeichnis

Albrecht, Helmut; Aulbert, Eberhard; Aulbert-Nauck-Radbruch; Pichlmaier, Heinz (2012): Lehrbuch der Palliativmedizin. Mit 204 Tabellen. 3., aktualisierte Aufl. Stuttgart: Schattauer.

American Society Of Health-System Pharmacists (2013): Ahfs drug information handbook 2013. [S.l.]: Amer Soc Of Hlth-Sys Phar.

Bausewein, Claudia (2007): Leitfaden Palliativmedizin. 3. Aufl. München [etc.]: Urban & Fischer.

Bernatzky, Günther (2006): Schmerzbehandlung in der Palliativmedizin: Zweite. Berlin: Springer.

Brownell, Christiane L.; Priff, Nancy (2009): Nursing 2009 student drug handbook. 10th ed. Philadelphia: Wolters Kluwer; Lippincott Williams & Wilkins.

Dickman, Andrew (2012): Drugs in palliative care. 2nd ed. Oxford, [New York]: Oxford University Press (Oxford medical publications).

Ernst, Beat; Vögtli, Alexander (2012): Moderne Pharmakokinetik. Hoboken: John Wiley & Sons.

Hacke, Werner; Poeck, Klaus (2010): Neurologie. Mit 83 Tabellen. 13., vollst. überarb. Aufl. Heidelberg: Springer-Medizin-Verl (Springer-Lehrbuch).

Herausgeber MMI – Medizinische Medien Informations GmbH (2012): Gelbe Liste Identa: Arzneimittel sicher identifizieren. 23., vollständig überarb. Aufl: MMI – Medizinische Medien Informations GmbH.

Kloke, M.; Kloke, O.; Reckinger, K. (2008): Grundwissen Palliativmedizin. Begleitbuch zur Kurs-Weiterbildung Palliativmedizin. 1. Aufl. Köln: Deutscher Ärzte-Verlag.

Rote Liste 2013. Arzneimittelverzeichnis für Deutschland (einschliesslich EU-Zulassungen und bestimmter Medizinprodukte) (2013). 53. Ausg. Frankfurt/Main: Rote Liste Service.

Thöns, Matthias; Sitte, Thomas: Off label use – Ein verdrängtes Riesenproblem?! Palliativpraxis 09/2012, S. 5-6

Twycross, Robert G. (2004): Palliative care formulary. PCF2. 2. ed., Reprinted. Abingdon: Radcliffe Medical Press.

Internetquellen:

Drugs.com | Prescription Drug Information, Interactions & Side Effects. Online verfügbar unter *www.drugs.com*

European Association for Palliative Care, EAPC > Home. Online verfügbar unter *www.eapcnet.eu*

NHS National Services Scotland: NHS National Services Scotland. Online verfügbar unter *www.nhsnss.org*

NICE: National Institute for Health and Care Excellence. NICE. Online verfügbar unter *www.nice.org.uk*

palliativ.net (Release 0.208). Online verfügbar unter *www.palliativ.net*

PharmNet.Bund: PharmNet.Bund > Arzneimittel-Informationssystem. Online verfügbar unter *www.pharmnet-bund.de*

Palliativedrugs.com. Essential independent drug information for palliative and hospice care. Online verfügbar unter *www.palliativedrugs.com*

The Cochrane Library. Online verfügbar unter *www.thecochranelibrary.com*

Thomas Sitte
Die Deutsche PalliativStiftung

Never doubt that a small group of thoughtful, commited citizens can change the world. Indeed, it is the only thing that ever has. (M. Mead)

Am 8. Mai 2010 wurde die Deutsche PalliativStiftung von acht Praktikern der Hospizarbeit und Palliativversorgung unabhängig von etablierten Strukturen gegründet. Sie ist damit eine „junge" Stiftung, hat jedoch von Anfang an durchaus ambitionierte Ansprüche und Ziele. Die acht Gründungsstifter kamen aus der Pflege, Seelsorge, Medizin, Physiotherapie und Betriebswirtschaft. Ihr erklärtes Ziel ist es, sich sowohl für Erwachsene wie auch für Kinder und gemeinsam stark machen, so dass sich die Öffentlichkeit hin zu einem angemessenen hospizlich-palliativen Denken weiter öffnet. Von Margaret Mead (1901–1978), einer amerikanischen Ethnologin und Philosophin des vergangenen Jahrhunderts stammt die oben genannte Aussage, die aufs Deutsche übertragen lautet: *„Zweifle nie daran, dass eine kleine Gruppe nachdenklich engagierter Bürger die Welt verändern könne. In der Tat, es ist der einzige Weg, auf dem es je gelang."*

Neue Akzente setzen

So setzten sich die Gründer der PalliativStiftung gemeinsam ein für eine bessere Fürsorge für schwerkranke und sterbende Menschen aller Altersstufen. Da die Gründer die Hospizarbeit und Palliativversorgung aus unterschiedlichsten Perspektiven kennen, ist es auch ihr Ziel, die verschiedenen Erfahrungen zu einem Ganzen zusammenfügen: „Jeder Mensch soll die Unterstützung finden, die er in der hospizlich-palliativen Versorgung benötigt und sagen können: „Wie gut, dass ich mich immer auf Hospizarbeit und Palliativversorgung verlassen kann", so Pfarrer Matthias Schmid aus Gießen, stellvertretender Vorstand des Stiftungsrates. Auch die hinzugekommenen Stiftungsräte sind in den verschiedensten Berufsgruppen und Positionen tätig, so dass es zu einem wunderbar dynamischen Austausch kommt. So unterschiedliche Erfahrungen und Sichten sind nach Auffassung der Gründer ideal, um bundesweit die Entwicklung der Palliativ- und Hospizversorgung weiter voran zu bringen.

Thomas Sitte, einer der Gründer und Vorstandsvorsitzender der Stiftung ergänzt: „Werbung unter den verschiedensten Vorzeichen für die verschiedenen Versorgungsmöglichkeiten ist damit für uns ein wichtiges Anliegen. Wir erproben gewissermaßen Edutainment für ein ernstes Thema." So gibt es Informationsmaterial für Laien und Experten in verschiedenster Form, Konzerte, CDs, Lesungen, Aktionen im Sport *(www.irunforlife.de)*, Fotowettbewerbe und Kalender rund um das Thema der Begleitung und Versorgung am Lebensende.

Plattform für Engagierte

„Die Deutsche PalliativStiftung versteht sich als Plattform für engagierte Laien, Fachleute, Ehren- und Hauptamtliche und will sich mit ihnen gemeinsam in allen Fragen der hospizlichen und palliativen Versorgung engagieren", ergänzt die Vorsitzende des Stiftungsrates, Veronika Schönhofer-Nellesen, Sozialarbeiterin aus Aachen. Die Stiftung will dabei helfen, dass regionale Initiativen solide wachsen und im Austausch miteinander gefestigt werden.

„Wichtige rechtliche Fragen rund um das Lebensende sind teils überhaupt nicht, teils widersprüchlich rechtlich geregelt", betont die stellvertretende Vorstandsvorsitzende Prof. Dr. jur. Ruth Rissing-van Saan, „hier haben wir bereits zu wegweisenden Entscheidungen beigetragen, aber auch auf diesem Gebiet liegt noch viel Arbeit vor uns!" Insbesondere beim Problem der Versorgung von Palliativpatienten mit Betäubungsmitteln im Notfall zur Unzeit hat die PalliativStiftung die wesentlichen Impulse gegeben und so zu einer Verbesserung der Situation beigetragen.

Nachhaltig fördern

„Wir haben noch lange nicht die ganzheitliche Medizin, die dafür nötig und in einem Wohlstandsland wie Deutschland sicher möglich wäre", ergänzt Thomas Sitte, Vorstandsvorsitzender und Palliativmediziner aus Fulda. Deshalb wollen die Stifter die weitere Entwicklung von Palliativ- und Hospizversorgung nachhaltig fördern. Die Deutsche PalliativStiftung will Netz und Sicherheit für die Menschen bieten, die in diesem Bereich professionell und ehrenamtlich tätig sind, damit die Hilfe bei den Betroffenen direkt und auch langfristig ankommt. „Die Stiftung motiviert zur gelebten Zusammenarbeit."

„Die Leistungen, die in der Versorgung von schwerstkranken Patienten jeden Alters erbracht werden, verdienen großen Respekt!", betont Pfarrer Schmid. Die Stiftung ist regional und bundesweit tätig. Bereits vorhandene Projekte und noch entstehende Ideen werden miteinander vernetzt. Als eine der ersten Aktivitäten initiierten und unterstützten die Gründer den bundesweit ersten Fachkongress zur ambulanten Palliativversorgung, der am 28. Juni 2010 in Berlin mit großem Erfolg stattfand, aber auch z. B. einen Empfang eines kleineren Kreises von PalliAktiven in Berlin, bei dem sogar Daniela Schadt, die Lebensgefährtin des Bundespräsidenten zu Gast war. Besonderen Wert haben die Gründungsstifter darauf gelegt, dass sie unabhängig und nicht gewerblich oder in Verbänden verpflichtend gebunden sind. Dabei verbindet sie ein großes gemeinsames Ziel: Sie möchten ihre Erfahrungen mit einem multiprofessionellen Blick zu einem Ganzen zusammenfügen und damit ihrem Idealbild ein Stück näher kommen.

Vorhandene Projekte vernetzen

Die Aktivisten sehen die Deutsche PalliativStiftung damit als perfekte Ergänzung zu den anderen Förderern und möchten regional, überregional und bundesweit tätig werden.

Der Stiftungssitz ist mit sehr günstiger Verkehrsanbindung im ICE-Netz in Fulda. Das Gebäude liegt eine Minute vom Bahnhof entfernt. So bietet sich PalliAktiven die Möglichkeit, im Seminarzentrum Workshops durchzuführen. „Als nachhaltige Aufgabe übernehmen wir zum Beispiel mit „palliativ.net" Betrieb und Weiterentwicklung des deutschen Informationssystems für Fragen der Hospiz- und Palliativarbeit", hebt der Schatzmeister Dr. phil. Arnd T. May, Ethiker aus Halle, hervor. „Zum weiteren Auf- und Ausbau der Arbeit benötigt die Deutsche PalliativStiftung finanzielle, ideelle und politische Unterstützung!"

In eigener Sache

Die PalliativStiftung möchte an dieser Stelle auch um Mithilfe werben. Die Ziele und die damit verbundene Stiftungsarbeit brauchen viele Hände und Hilfe, um Veränderungen anzustoßen und notwendige Hilfen geben zu können.

Dabei muss es nicht immer nur Geld sein: ***TTT – Talent, time or treasure, jeder Mensch hat etwas, das er beitragen kann.*** Unterstützen Sie uns mit Zeitspenden im Büro, bei Veranstaltungen und vielem mehr.

Können Sie etwas Besonderes? Sind Sie IT-Spezialist, besonders beredsam, super im Organisieren? Die PalliativStiftung braucht Sie! Oder helfen Sie mit Geldspenden oder Förderbeiträgen.

Auch dieses Buch wurde weitestgehend ehrenamtlich produziert und subventioniert verlegt. Deshalb bittet die Deutsche PalliativStiftung Sie als interessierten Leser, Mitglied in ihrem Förderverein zu werden. An der Beitragshöhe sollte es nicht scheitern, ab 10 € im Jahr sind Sie dabei.

Informieren Sie sich im Büro persönlich, per Mail oder Telefon oder schauen Sie auf die Website *www.palliativstiftung.de*.

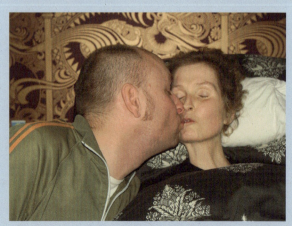

Aktuelle Angebote der Deutschen PalliativStiftung

Alle angebotenen Bücher, Kalender, usw. sind bei uns zu attraktiven Preisen erhältlich, weil wir damit zur Aufklärung über die Möglichkeiten von Hospizarbeit und Palliativversorgung beitragen und sie weit verbreiten wollen. Die Artikel sind durch viel Engagement, Spenden und ehrenamtlichen Einsatz so gut geworden! Wir würden uns natürlich freuen, wenn auch viel gekauft wird, damit wir wiederum mehr für Sie produzieren können.
Alle Preise sind Brutto-Einzelpreise.
Die Mitglieder unseres Fördervereins erhalten alle Materialien versandkostenfrei.
Gerne können wir auch über Rabatte beim Kauf größerer Mengen reden.

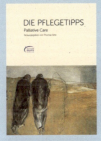

**Die Pflegetipps –
Palliative Care**
85 Seiten
kostenfrei

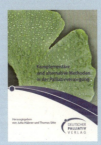

**Komplementäre und
alternative Methoden
in der Palliativversorgung**
112 Seiten
€ 5,–

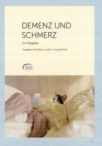

Demenz und Schmerz
70 Seiten
€ 5,–

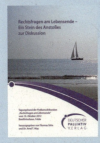

**Rechtsfragen
am Lebensende**
72 Seiten
€ 5,–

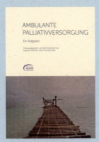

**Ambulante Palliativ-
versorgung
– ein Ratgeber**
283 Seiten
€ 10,–

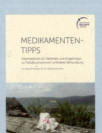

**Die Medikamententipps
– ein Ratgeber**
für die palliative Begleitung
204 Seiten, € 10,–
(erscheint im Frühjahr 2014)

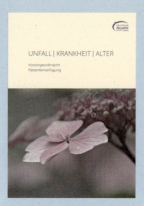 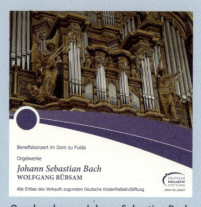

Mappe „Patientenverfügung"
kostenfrei

Orgelwerke von Johann Sebastian Bach
gespielt von Wolfgang Rübsam
€ 10,–
(Erlös zugunsten der KinderPalliativStiftung)

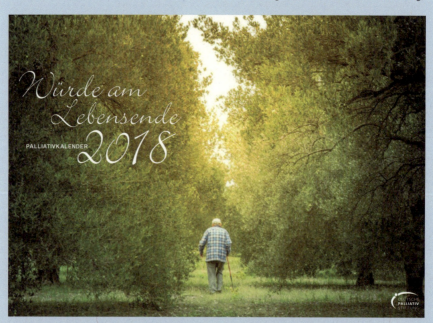

PalliativKalender 2018
Format ca. 41x29 cm € 15
Format ca. 29x21 cm € 8

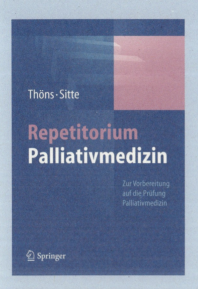

Als weiterführende Literatur für Fachpersonal und Lehrbuch mit dem prüfungsrelevanten Wissen für die „Zusatzbezeichnung Palliativmedizin" empfehlen wir:

Thöns M, Sitte, T:
Repetitorium Palliativmedizin
Springer 2013

Rezension von Prof. Herbert Rusche, Abteilung für Allgemeinmedizin, Ruhr Universität Bochum
Palliativmedizin, das empathische Begleiten von Sterbenskranken, ist seit jeher auch eine originäre, gelebte Aufgabe von Hausärzten. Das aktuell erschienene „Repetitorium Palliativmedizin" ist von Praktikern überwiegend aus der ambulanten Palliativversorgung geschrieben und zielt genau auf das, was sich Menschen zuletzt meist wünschen. Gut versorgt zuhause zu bleiben. Prägnant und praxisnah werden die wesentlichen Aspekte für die Begleitung Sterbender vermittelt: Grundlagen der Palliativmedizin, Behandlung von Schmerzen und anderen belastenden Symptomen, psychosoziale und spirituelle Aspekte, ethische und rechtliche Fragestellungen, Kommunikation, Teamarbeit und Selbstreflexion.

Die Kapitel werden mit realen Fallbeispielen - ähnlich den Fallseminaren – eingeleitet. So können Entscheidungen und Problemsituationen nachvollzogen werden. Neben harten Fakten sind Handreichungen für Patienten und Angehörige direkt als Kopiervorlage einsetzbar. Auch fehlen besondere Gesichtspunkte in der palliativen Kommunikation nicht, vom Überbringen schlechter Nachrichten bis hin zu zartem Humor. Obgleich als Repetitorium für die Zusatzbezeichnung Palliativmedizin konzipiert, ist es doch aufgrund seines strengen Praxisbezugs insbesondere für den Hausarzt bestens geeignet.

Springer, 2013
322 Seiten
39,99 €

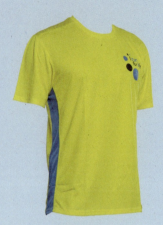

Funktionsshirt gelb
€ 37,–

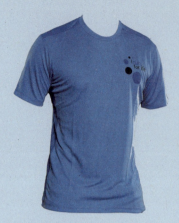

Funktionsshirt blau
€ 37,–

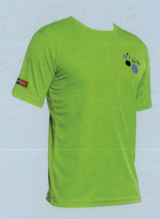

Funktionsshirt grün
€ 27,–

„I run for life" und der dazugehörige DeutschlandCup sind langfristige, gemeinsame Projekte der PalliativStiftung mit KARSTADTsports und der Techniker Krankenkasse.

Wir wollen im wahrsten Sinne des Wortes laufend hospizlich-palliative Denkanstöße dorthin bringen, wo man sie überhaupt nicht erwartet.

Machen Sie mit.

Laufen Sie mit.

Informieren Sie sich auf der Website
www.irunforlife.de

Die hochwertigen Funktionsshirts mit dem Logo der Sportinitiative der Deutschen PalliativStiftung sind leicht, atmungsaktiv, tranportieren Feuchtigkeit schnell von innen nach außen und bestehen aus 50 % Polyester-, sowie 50 % Topcool-Polyesterfasern.
Für Vereine und Veranstalter Mengenpreis auf Anfrage.